"Pare de brigar com a comida e leia este livro!"
— ARIANNA HUFFINGTON, AUTORA DE *A TERCEIRA MEDIDA DO SUCESSO*

"Repleto de reflexões e ferramentas capazes de melhorar nossa vida. Judson Brewer traz uma receita potente para curar hábitos alimentares não saudáveis."
— TARA BRACH, AUTORA DE *ACEITAÇÃO RADICAL*

"Uma abordagem radicalmente nova para se compreender os excessos alimentares. Mostra como se tornar mais consciente e compassivo e aprender hábitos novos e mais saudáveis."
— KRISTIN NEFF, AUTORA DE *MANUAL DE MINDFULNESS E AUTOCOMPAIXÃO*

"Este livro não trata de dietas restritivas ou obsessões, e sim de encontrar esperança, capacitação e recuperação real e duradoura."
— MOLLY CARMEL, AUTORA DE *BREAKING UP WITH SUGAR*

"Um ótimo manual para cultivar uma relação mais saudável com a comida."
— *PUBLISHERS WEEKLY*

DESCONSTRUINDO O HÁBITO DA FOME

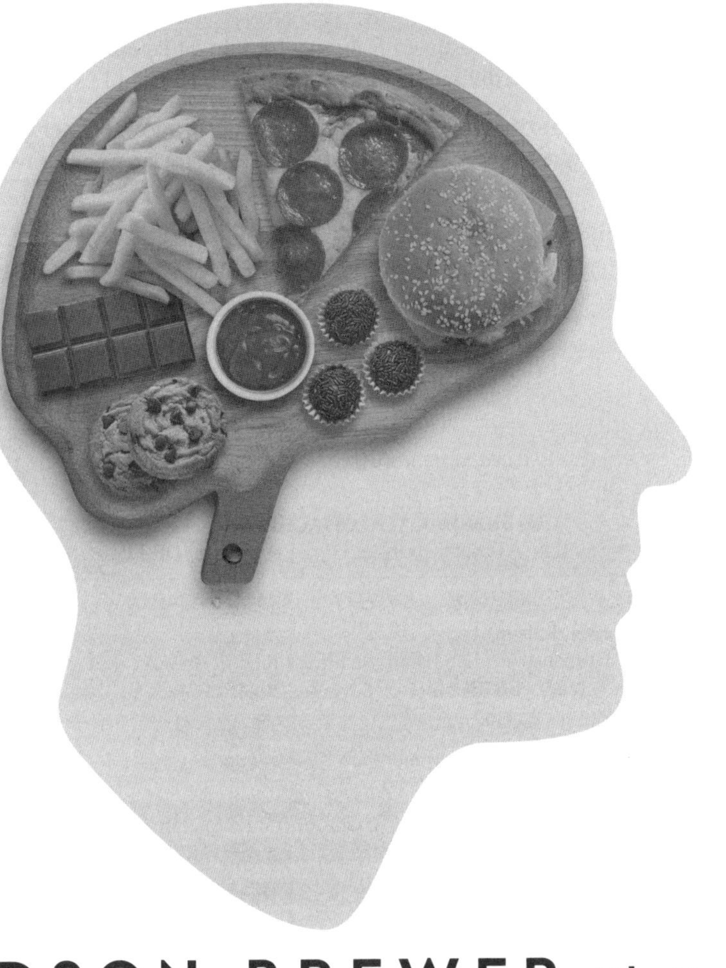

JUDSON BREWER, Ph.D.

Traduzido por Beatriz Medina

SEXTANTE

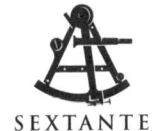

Este livro traz conselhos e informações relativos aos cuidados à saúde e deve ser usado para complementar – não substituir – a orientação de um médico ou profissional de saúde.

Título original: *The Hunger Habit*

Copyright © 2024 por Judson A. Brewer
Copyright da tradução © 2024 por GMT Editores Ltda.

Publicado mediante acordo com Avery, um selo da Penguin Publishing Group, uma divisão da Penguin Random House LLC.

Todos os direitos reservados. Nenhuma parte deste livro pode ser utilizada ou reproduzida sob quaisquer meios existentes sem autorização por escrito dos editores.

coordenação editorial: Sibelle Pedral
produção editorial: Livia Cabrini
preparo de originais: Heloisa Fernandes
revisão: Hermína Totti e Sheila Louzada
diagramação: Valéria Teixeira
capa: Estúdio Insólito
impressão e acabamento: Associação Religiosa Imprensa da Fé

CIP-BRASIL. CATALOGAÇÃO NA PUBLICAÇÃO
SINDICATO NACIONAL DOS EDITORES DE LIVROS, RJ

B857d

Brewer, Judson
    Desconstruindo o hábito da fome / Judson Brewer ; tradução Beatriz Medina. - 1. ed. - Rio de Janeiro : Sextante, 2024.
    224 p. ; 23 cm.

    Tradução de: The hunger habit
    ISBN 978-65-5564-891-1

    1. Distúrbios do apetite. 2. Comportamento compulsivo. I. Medina, Beatriz. II. Título.

24-91631   CDD: 616.8526
                             CDU: 616.891.7

Gabriela Faray Ferreira Lopes - Bibliotecária - CRB-7/6643

Todos os direitos reservados, no Brasil, por
GMT Editores Ltda.
Rua Voluntários da Pátria, 45 – 14º andar – Botafogo
22270-000 – Rio de Janeiro – RJ
Tel.: (21) 2538-4100
E-mail: atendimento@sextante.com.br
www.sextante.com.br

Para Jacqui, Rob e todas as pessoas que têm uma relação difícil com a comida

SUMÁRIO

INTRODUÇÃO		9
CAPÍTULO 1	Como se chega ao transtorno alimentar?	17
CAPÍTULO 2	A formação dos hábitos alimentares	24
CAPÍTULO 3	Por que as dietas (e a contagem de calorias) não funcionam	41

O DESAFIO DOS 21 DIAS

PARTE 1 Mapeie os ciclos de hábitos: dias 1 a 5   55

CAPÍTULO 4	Dia 1: Seja bem-vindo ao Desafio dos 21 Dias	57
CAPÍTULO 5	Dia 2: Estabeleça a linha de base	61
CAPÍTULO 6	Dia 3: Identifique seus ciclos de hábitos alimentares	64
CAPÍTULO 7	Dia 4: Escute a sabedoria do corpo	70
CAPÍTULO 8	Dia 5: Diferencie fome de outros impulsos	75

PARTE 2 Interrompa os ciclos de hábitos prestando atenção: dias 6 a 16   85

CAPÍTULO 9	Dia 6: O poder da atenção	89
CAPÍTULO 10	Dia 7: O comer atento	95
CAPÍTULO 11	Dia 8: Reconexão com o corpo	105
CAPÍTULO 12	Dia 9: O platô do prazer	112
CAPÍTULO 13	Dia 10: A ferramenta do desejo (parte 1)	117

CAPÍTULO 14 Dia 11: Seu banco de dados do desencanto 126
CAPÍTULO 15 Dia 12: Olhar para trás e ir para a frente 132
CAPÍTULO 16 Dia 13: A ferramenta do desejo (parte 2) 137
CAPÍTULO 17 Dia 14: O exercício RAIN contra o monstro 143
CAPÍTULO 18 Dia 15: A prática de registrar 152
CAPÍTULO 19 Dia 16: Adeus a seu comitê 160

PARTE 3 Escolha a maior e melhor opção: dias 17 a 21 167

CAPÍTULO 20 Dia 17: Liberdade de escolha não forçada 173
CAPÍTULO 21 Dia 18: A relação entre comida e humor 178
CAPÍTULO 22 Dia 19: Generosidade 184
CAPÍTULO 23 A questão dos traumas 198
CAPÍTULO 24 Dia 20: Confiança em si mesmo com a experiência 204
CAPÍTULO 25 Dia 21: A maior e melhor de todas as opções 208

AGRADECIMENTOS 217
NOTAS 219

INTRODUÇÃO

A HISTÓRIA DE JACQUI

Jacqui, uma mulher na faixa dos 40 anos, instrutora de ioga e de atenção plena, louca por cachorros, se sentia uma fraude. Embora se mostrasse serena ao explicar aos alunos a importância da autoaceitação e do equilíbrio, estava longe de se sentir tranquila. Ela mantinha uma relação tóxica com a alimentação, o que incluía comer escondida, se envergonhar por isso e depois fazer tudo de novo. Após várias tentativas frustradas de mudar esse comportamento, estava quase sem esperança.

Era um problema antigo. Na infância, Jacqui comia pouco e devagar. Bem-intencionados, os pais a incentivavam a comer mais e mais rápido. Para agradá-los, ela foi alterando seus hábitos. Na puberdade, o corpo começou a ficar mais curvilíneo e musculoso do que ela desejaria, o que fazia com que se sentisse um poço de frustração. A verdade é que ela queria parecer flexível e leve. Como muitas adolescentes bombardeadas por imagens de celebridades e modelos esguias, a exemplo de Kate Moss (que chegou a dizer que "Nada é mais gostoso do que ser magra"), Jacqui acreditava, mesmo não sendo gorda, que a felicidade *dependia* de emagrecer. Para atingir essa meta, passou a restringir as quantidades e os tipos de alimento. Nas saídas com amigos, a batata frita e o refrigerante eram substituídos por salada e água. Essa escolha a deixou mais magra, porém não necessariamente mais feliz.

Na adolescência, o convívio com a amiga Alice, em depressão após perder uma pessoa da família, a influenciou negativamente. Juntas, as duas perceberam que conseguiam combater parte do sofrimento comendo – muito e de tudo. Começaram a afogar as emoções negativas com muito chocolate, bolo e batata frita. Como isso não resolvia os problemas, as duas também aderiram ao cigarro e às bebidas.

Já mais velha, Jacqui voltou a comer menos para manter o peso que considerava normal. Em pouco tempo as restrições alimentares se tornaram uma obsessão. Ela pensava em comida, principalmente no que deveria evitar, o dia inteiro, todos os dias. Era como se seu cérebro tivesse sido sequestrado por esses pensamentos. Foi restringindo a alimentação e ficou tão craque nisso que passava o ano inteiro nesse esquema, até jogar tudo para o alto no Natal.

Lidar com a comida de forma tão extrema deu certo – em parte. Jacqui estava magra e, como controlava o que ingeria, se sentia no comando da própria vida. Isso durou até parar de fumar, aos 30 anos. Sem a ajuda da nicotina como estimulante e inibidor de apetite, seu corpo de 1,57 metro de altura engordou 18 quilos. O sentimento de fracasso voltou com tudo.

A família e os amigos não ajudavam. Pelo contrário. Era alvo de olhares críticos e comentários. Um dia uma conhecida cutucou sua barriga e disse: "Uau, como você engordou!" Mas a crueldade externa não era nada diante da vergonha e do menosprezo que Jacqui sentia por si mesma.

A situação foi piorando. Aos 35 anos, o ciclo de restrição-compulsão-restrição ficou cada vez mais curto. Na segunda-feira de manhã ela contava cuidadosamente as calorias e controlava o que comia, mas às três da tarde jogava a toalha, engolia tudo que aparecesse – doces, salgadinhos, comida chinesa – e recomeçava a dieta no dia seguinte. Os ciclos de restrição, excesso e autocondenação eram incontroláveis. A compulsão a deixava pior do que o sobrepeso. Só que comer mais era a única maneira de fugir dos sentimentos ruins, mesmo que por apenas alguns instantes.

À noite, acordava sufocada de tanta culpa. Virava-se para o parceiro e perguntava: "O que há de errado comigo?" Sentia-se um fracasso, destruída e sem saída.

Como sabemos, Jacqui não está sozinha nessa relação atormentada com a comida.

Em meu trabalho como psiquiatra, testemunhei numerosas maneiras de ter uma relação tóxica com a alimentação. Muitos pacientes perdem o contato com o corpo a ponto de nem saber se estão com fome ou se estão simplesmente engolindo as emoções. Alguns me procuram porque não resistem a uma "besteira". Outros não conseguem parar depois da primeira mordida. Não são poucos os que chegam desesperados para se livrar do hábito de mastigar sem prestar atenção. Vi pessoas que controlam tudo que põem na boca, contam exatas sete amêndoas às onze horas em ponto, pesam a salada de alface, fogem do açúcar... até que às sete da noite devoram um saco de batata frita. Para muitos, os pensamentos sobre comida excluem praticamente todos os outros. Isso torna difícil perceber, quanto mais apreciar, o que acontece na vida. Assim, alguns pacientes tentam se impor regras radicais – nada de óleo, nada de sal, nada de açúcar, nada de fast-food – e descobrem que se trancaram justamente na prisão da *comida*.

Embora os fatores específicos sejam variados, todas essas pessoas têm algo em comum: se sentem mal consigo. Na verdade, *péssimas*. Sofrem com uma gama de sentimentos que vão de frustração, culpa e desconforto até desespero, nojo e ódio de si próprias.

É doloroso observar meus pacientes nessa agonia. Os conselhos típicos sobre alimentação fazem a solução parecer simplíssima: consuma menos calorias. No entanto, muita gente vem ao consultório semanas seguidas com os registros detalhados do que comeu e de quanto se exercitou, mas continua sofrendo. A realidade é que, para a maioria, contar calorias não faz diferença.

Na faculdade de Medicina me ensinaram que boa alimentação e controle do peso são apenas uma questão de *calorias que entram, calorias que saem*. Bastaria mostrar aos pacientes que, se a equação fosse ruim, o caminho era ingerir mais saladas, recusar os doces e fazer exercícios físicos. Pronto, assim emagreceriam. Um de meus professores fez essa afirmação como se fosse uma das leis de Newton. Siga a fórmula e o resultado estará garantido. Meus pacientes não precisariam de uma centrífuga para fazer sucos, nem de um plano de refeições complexo. Não precisariam nem de mim. Uma calculadora seria suficiente.

Mas a vida real não é tão simples.

Quando comecei a trabalhar como psiquiatra, demorei um pouco a entender o que fazia meus pacientes se sentirem tão mal. Vi pessoas profundamente angustiadas porque a luta com a comida era tão frustrante e destrutiva quanto a de dependentes de heroína, jogo, sexo ou álcool. A diferença é que, ao contrário de beber ou fumar, que são comportamentos opcionais (pelo menos no começo), comer é essencial para a sobrevivência. Tinha de haver um jeito melhor de lidar com as questões alimentares.

Fiz o que sabia: pesquisei. Comecei examinando as abordagens mais comuns para tentar mudar o modo como as pessoas comem. Restrição calórica, pouco carboidrato, dieta cetogênica: não importava a tendência, o método ou a orientação do nutricionista, em geral as opções tinham em comum o *deve*. Seguiam os ensinamentos da faculdade: você *deve* ingerir menos calorias, *deve* comer alimentos saudáveis, *deve* se exercitar mais. Para mim, ficou claro: meus pacientes sabiam o que *deveriam* fazer. Só que não conseguiam – e se sentiam culpados. O que os impedia de fazer o que era correto?

O primeiro dos meus tantos aprendizados com os pacientes foi entender que muitos não estavam infelizes apenas com seus hábitos alimentares. Sentiam que eram culpados por sua relação problemática com a comida. Estavam envergonhados e se recriminavam. É um comportamento diferente das pessoas que sofrem de ansiedade, por exemplo, já que essas a vivenciam como algo que *acontece* com elas, não que é *provocado por* elas. Mas o ato de comer é percebido como algo que *fazemos*, e os hábitos nocivos são vistos como algo que *causamos a nós*. Quando o resultado aparece no corpo, o problema piora. Em um mundo que louva a magreza e o autocontrole, pessoas acima do peso parecem a personificação do fracasso nos dois quesitos. É como se a simples aparência dissesse: "Pode me julgar: sou preguiçoso e descontrolado." Essa condenação social se aplica a quase tudo o que desencadeia os ciclos dos hábitos alimentares: genes, traumas, a oferta de comida industrializada e, ironicamente, as recomendações de comprar X, Y ou Z para sermos felizes.

Se você já tentou melhorar sua relação com a comida, suponho que sabe o que *deveria* fazer. Mas, assim como meus pacientes, provavelmente sente que fracassou.

A culpa não é sua. Você não é fraco, incompetente nem nada do que podem lhe dizer quando dá mais uma mordida em algo que não *deveria* comer. Não se envergonhe. O sistema que construímos é que fracassou ao insistir em força de vontade, disciplina e autocontrole, em vez de atacar a raiz do problema: os hábitos inúteis.

NÃO É VOCÊ, SÃO SEUS HÁBITOS

Um estudo de outra área me mostrou que os hábitos são uma fonte imensa de problemas alimentares.

Além de psiquiatra, sou neurocientista. Passei décadas pesquisando como e por que desenvolvemos hábitos e o que podemos fazer para mudá-los. No início dos anos 2000, em um estudo clínico de um programa de atenção plena que criei para ajudar fumantes a abandonar o tabagismo, os resultados foram cinco vezes melhores que os da terapia cognitivo-comportamental.

Minha equipe e eu ficamos empolgados, mas confusos, porque alguns participantes disseram que estavam mudando também seus hábitos alimentares. O senso comum diria que, sem a nicotina como inibidor de apetite, eles beliscariam mais e engordariam, como aconteceu com Jacqui. Em geral, quem deixa de fumar engorda de 5 a 7 quilos, porque nos momentos de ansiedade ou tédio, em vez de acender um cigarro, abre a geladeira. Só que os participantes do estudo tinham emagrecido justamente parando de fumar. Parecia que aquelas práticas contra o tabagismo também controlavam o impulso de comer.

Pesquisando, descobri que tínhamos ensinado aquelas pessoas a adotar novos hábitos em geral. Sem esforço, elas *estavam mudando sua relação com a comida e com o ato de comer*. Era uma grande notícia. Depois de décadas, agora conhecíamos os métodos para reprogramar o cérebro e substituir antigos hábitos.

Se os problemas com a comida podiam ser atribuídos a hábitos, com o mesmo método usado contra o cigarro seria possível levar os pacientes a se alimentarem de outro modo e a se sentirem melhor.

Poderíamos usar os princípios da neurociência para ensinar como a mente funciona e usá-la para romper padrões alimentares antigos, como a compulsão. As pessoas poderiam aprender a reprogramar o cérebro para mudar sua relação com a comida, talvez para sempre. Com hábitos mais saudáveis, elas se sentiriam mais em paz.

Empolgados, minha equipe e eu começamos a desenvolver um programa de mudança de hábitos alimentares. Um aplicativo reunia o treinamento básico e começamos a testá-lo com a comunidade on-line Eat Right Now (que tem o duplo sentido de "coma agora mesmo" e "coma direito agora").

O resultado do processo, que funcionava de modo semelhante ao do combate ao tabagismo, foi muito animador. Em um estudo liderado pela Dra. Ashley Mason no campus de São Francisco da Universidade da Califórnia, 40% dos pacientes pararam de comer por simples impulso. Parecia que daria certo. Tanto nos casos de compulsão e razões emocionais como de desatenção e hábitos inúteis instalados, era possível sair do ciclo.

As mudanças alcançadas foram além da alimentação. As pessoas se sentiam e se viam de outro modo. Elas não eram mais controladas pela comida. Em vez de banir os alimentos não saudáveis, conseguiam ingerir uma quantidade razoável e parar. Uma paciente me disse: "Sinto minha vida de volta." Era o fim de uma guerra interna.

Os novos hábitos eram animadores, mas foi a nova autoimagem dos pacientes que me motivou a escrever este livro. Alguns deixavam de comer compulsivamente. Outros emagreciam, o que melhorava a saúde física. Havia quem abandonasse padrões alimentares restritivos causadores de grande sofrimento. O mais importante é que os usuários do programa se sentiam fortalecidos e substituíam a autorrepulsa pela compaixão. Além de mais controle, havia mais felicidade.

TRANSFORME SEUS HÁBITOS ALIMENTARES

Neste livro, vou usar tudo o que aprendi nas últimas duas décadas e mostrar como abandonar os hábitos inúteis e criar outros proveitosos. Você deve ter percebido que evitei falar em *maus* hábitos. Não sou muito fã dos termos *bom/mau*, porque correspondem a elogios e culpas pelo que o cérebro faz em um nível bem básico de sobrevivência. Então, uma das primeiras mudanças que vou pedir a você é que adote as palavras *proveitoso* e *inútil* em vez de *bom* e *mau*.

Aqui o objetivo não é emagrecer, a não ser que você queira. O programa apresentado neste livro visa que você tenha controle sobre a comida – não o contrário. Isso sem um esforço constante, exaustivo e, no fim das contas, inútil de dominar os hábitos recorrendo à força de vontade. Ao aprender como o cérebro funciona, você poderá mudar seus padrões alimentares e tornar a palavra *controle* obsoleta e irrelevante.

Com uma combinação poderosa da ciência da mudança de hábitos com a prática da atenção plena, você usará o cérebro para curar a relação consigo mesmo. Esse é o caminho da autocompaixão, que vai ajudá-lo a se libertar do ciclo de comer por questões emocionais e depois sentir vergonha. Se quiser apenas eliminar alguns hábitos alimentares arraigados, este livro também é para você. Mas atenção: este livro *não é para todos*. Pessoas com um transtorno alimentar restritivo grave, como anorexia ou bulimia nervosa, devem ser orientadas por um médico ou profissional de saúde mental.[1]

O LIVRO

Nos três primeiros capítulos, você entenderá como formamos hábitos, por que é tão difícil mudá-los e o que é preciso saber sobre o cérebro para conseguir o que queremos. Depois conhecerá, passo a passo, o Desafio dos 21 Dias – um programa que ajudará a desconstruir os hábitos alimentares trabalhando *com*, e não *contra*, esse órgão todo-poderoso responsável pela alimentação saudável. (Sorrio sempre que alguém me diz que é muito mais fácil trabalhar *com* o cérebro.)

O desafio se divide em três partes, que mostram uma progressão de coerência surpreendente na mudança de comportamento: (1) identificar os padrões de hábitos alimentares, (2) interrompê-los usando a atenção (não a força de vontade) e (3) aproveitar o poder do cérebro para adotar novos hábitos que nos nutram mental e fisicamente.

Apresentarei recursos científicos para criar hábitos mais saudáveis que sustentam práticas como o comer atento e o comer intuitivo, mostrando que a atenção é uma ferramenta poderosíssima. Quando falo em recursos científicos me refiro à ciência que meu laboratório colocou em prática, não apenas aos estudos que li e resumo aqui. Usarei também exemplos de meu consultório e das muitas pessoas que seguiram o programa Eat Right Now. (Não se preocupe: não vou tentar vender o aplicativo. Tudo de que você precisa está no livro.)

---

[1] Um recurso está disponível, em inglês, em https://www.nationaleatingdisorders.org.

Comer pode ser uma fonte de saúde, um ato de autocuidado, um prazer, uma situação social. Não determina quem você é. Este livro tem uma única meta: ajudar a mudar sua relação com a comida. No fim, você saberá como sua mente funciona e poderá trabalhar com ela. Voltará a fazer contato com seu corpo para escutar sua vasta sabedoria. Vai parar de ser governado pela comida e aproveitar mais a vida. É provável que você descubra que fica mais presente na vida quando não está obcecado por comida. Será o fim da guerra, o início da paz.

Vamos começar.

CAPÍTULO 1

Como se chega ao transtorno alimentar?

NEM SABEMOS SE ESTAMOS COM FOME

Lá estava eu uma tarde no consultório em 2014, diante de um semicírculo de mulheres que lutavam contra o Transtorno de Compulsão Alimentar (TCA). Munido de conhecimento sobre o assunto adquirido na residência recém-concluída, tentava ajudá-las. Suas falas eram coerentes, mas eu não as compreendia bem.

Como nunca tive problemas de peso, não riam de mim, nem era alvo de piadas. Sendo homem, não enfrentava as "normas" de aparência que a sociedade impõe às mulheres. Comia quando sentia fome e parava quando estava saciado. Uma das poucas exceções foi um probleminha com guloseimas que contarei no Capítulo 9.

Portanto, não conseguia ver o mundo do ponto de vista das pacientes. Pedi que me transportassem ao lugar delas, desde antes da primeira mordida. Queria saber detalhes. O que as levava a comer? Como eram os desejos? Quando comiam?

Todas começaram a falar ao mesmo tempo e a descrever os diversos horários e gatilhos que levavam à compulsão. Citaram as horas, as emoções e as pessoas. Disseram que os desejos e impulsos – palavras que vou alternar, pois descrevem o mesmo movimento – as levavam até a cozinha em busca de algo que aliviasse o desconforto, quer se tratasse de uma emoção ou da simples vontade de eliminar o desejo. Fui fazendo anotações.

Mas eu continuava confuso. Elas mencionavam pessoas, lugares e elementos emblemáticos da superposição de compulsão alimentar e dependência. Ninguém citava a fome real. Até que uma frase chamou minha atenção: "Só como quando sinto desejo."

Percebendo que estava diante de uma informação importante, fiz outra pergunta:

– Como é esse desejo quando você está com fome?

Uma mulher que parecia confusa respondeu:

– Não sei. Só como quando tenho desejo.

– Mas como você sabe quando está com fome?

O grupo se calou.

– Como vocês sabem se querem comer porque estão com fome ou por outro motivo?

Mais silêncio. Elas não sabiam. Estavam com fome? Com raiva? Solitárias? Cansadas? Entediadas? Tristes? Distraídas? Excitadas? Tudo isso tinha algo em comum: provocava desejo. E esse desejo as levava a comer. O desejo, na verdade, não tinha nada a ver com as informações do estômago. Era como se a conexão entre o cérebro e o estômago tivesse se cruzado com a emocional. Pior: o cérebro parecia estar quase o tempo todo desconectado do corpo.

Eu supunha que nosso mecanismo de sobrevivência mais básico, a fome, fosse tão concreto, claro e óbvio que o identificaríamos imediatamente. Estava enganado. A fome pode ser maquiada, alterada, disfarçada e até se fundir com outros desejos. Para quem driblou a verdadeira fome física com dietas e restrições por muito tempo, essa desconexão entre cérebro e corpo pode ser muito significativa. Os desejos vindos de espaços e lugares muito diferentes convergem no impulso de comer. Nem todo mundo conseguia distinguir entre estar com fome e estar estressado, por exemplo.

Tive um clique. Foi um momento eureca que mudou para sempre meu modo de ver a comida, me levou por um caminho de descobertas no laboratório e alterou até os tratamentos que eu prescrevia contra ansiedade e depressão.

Aquelas pacientes – e todas as pessoas que lutam contra padrões não saudáveis de alimentação – precisavam interromper seus ciclos de hábitos e reaprender a prestar atenção na mente e no corpo para reconfigurar as sinapses nervosas que tinham sido misturadas. Como eu estava pesquisando modos de aproveitar o poder do aprendizado por reforço para ajudar as pessoas a superar os comportamentos aditivos, vinha desenvolvendo programas que ajudavam outras pessoas a desenvolver o mesmo de que aquelas mulheres precisavam: consciência e generosidade consigo mesmas.

A HISTÓRIA DE TRACY

Conheci Tracy em 2013. Aos 20 e poucos anos, ela fazia mestrado em Saúde Pública na Universidade Yale. Apareceu no grupo de meditação que eu orientava no campus nas noites de segunda-feira. Certa vez, me disse que a meditação semanal estava tendo um grande impacto em sua vida e que queria aprender mais. Aceitei-a como aluna. Nesses casos, costumo começar pedindo que as pessoas apontem suas dificuldades e seus sofrimentos. Essa informação é útil quando começam a aprender como a mente funciona.

Tracy lutava contra a ansiedade, mas não sabia. Ao prestar atenção em si, percebeu a conexão entre comer e estudar muito. Mastigava cenouras ou qualquer alimento crocante para lidar com o estresse causado pelas dificuldades nos trabalhos de bioestatística.

Para quem já penou com a indicação "coma cenoura em vez de bolo" e "calorias que entram, calorias que saem", roer um vegetal parece um problema menor. "Ah, se eu conseguisse adotar esse hábito!" Contei a história de Tracy porque o problema aqui é roer. O modo como comemos é mais importante do que o alimento em si. Quando não enfrentamos os problemas de base, desperdiçamos toneladas de energia e acabamos derrotados, nos perguntando por que o esforço não deu resultado a longo prazo.

A questão não eram as cenouras. Não era a fome. Tracy tinha "energia ansiosa" no corpo e precisava roer algo. Ela também notou que aquele processo precisava ser repetitivo para acalmá-la enquanto fazia os exercícios. Estendia a mão, pegava e mastigava facilmente, sem ocupar o espaço cerebral destinado ao estudo. Quando aprendeu a explorar sua experiência com a comida, fez uma descoberta: "Percebi minha ansiedade." Antes ela não associara essa emoção com o ato de comer cenouras. Simplesmente as mastigava enquanto estudava. Do mesmo modo que minhas pacientes com compulsão alimentar, ela não comia quando estava com fome. Comia um sentimento. A partir dessa percepção, sua relação com a ansiedade e a comida foi se transformando.

Por que esse clique é importante?

Quando conectamos a locomotiva da sobrevivência evolutiva ao trem do estado de espírito, a potência e o impulso podem aumentar até o trem descarrilar. Movidos por uma inquietação, sentimos uma atração magnética pela cozinha para um lanchinho tarde da noite. Nem sabemos se estamos com fome (em geral, não), só que queremos *algo*. Engolimos biscoitos não porque a barriga esteja roncando, mas porque tememos uma demissão. Nos servimos uma bola de sorvete depois de sermos ignorados nas redes sociais.

O fantasma faminto

Algum tempo depois, Tracy me contou outra história esclarecedora.

Ao tentar mudar os hábitos alimentares, ela concluiu que, diante de uma dificuldade, sempre queria uma guloseima – em geral, rica em açúcar e carboidrato, como doces e biscoitos. Até tentava opções mais saudáveis (as cenouras não resolviam). Um dia, sentindo-se ansiosa, comprou amoras.

Talvez você pense: *Que bom! Ela optou por algo saudável! Problema alimentar do Primeiro Mundo*. Mas vejamos o que aconteceu. Ela se sentou na lanchonete do supermercado e "engoliu" as frutas na mesma hora.

Mesmo tentando apreciar, havia uma urgência inexplicável no ato de comer que a levou a passar do ponto em que o cérebro planejador sabia que já era suficiente. Tracy teve a sensação de que consumir tudo era o caminho.

As frutas estavam gostosas. Mas, infelizmente, ela não encontrou o que procurava na embalagem de meio quilo. Algo profundo não tinha sido resolvido. Comer depressa todas as amoras não aplacou a sensação de ter um buraco a preencher, um desconforto a aliviar.

Nunca comi meio quilo de amoras de uma vez, mas me identifiquei com a ideia do buraco. Ele é muito comum, um desdobramento infeliz dos mecanismos de sobrevivência do cérebro. O mecanismo que deveria nos ajudar a comer quando temos fome e parar quando estamos saciados é afetado pela tentativa de acalmar as emoções. Ironicamente, sempre que queremos comer por razões emocionais – a chamada fome hedônica –, acabamos deixando o buraco mais fundo.

Esse poço sem fundo foi identificado milênios antes do surgimento da psicologia e da neurociência modernas. Ouvi falar dele pela primeira vez quando um mestre budista descreveu o *fantasma faminto*.

Imagine um fantasma com a boca de tamanho normal (seja qual for o *tamanho normal* em termos de fantasmas) levando a um esôfago comprido e estreito que joga a comida em um estômago imenso. Por mais que coma, por maior que seja a velocidade, ele não consegue encher a barriga. Portanto nunca se sente saciado.

Sempre que comemos por algum motivo diferente de fome, viramos esse fantasma faminto. Nosso estômago real não se sente vazio, mas, como aprendemos a engolir nossos sentimentos com os alimentos, queremos comer. E, como estamos alimentando nossas vontades em vez de satisfazer nossas necessidades, esse vazio não acaba. Nas palavras de Tracy, "meu problema não vai se resolver agora porque estou comendo".

Alguém postou na comunidade Eat Right Now: "Consumir açúcar enterra os pensamentos/sentimentos/sensações corporais desagradáveis que geraram esse impulso [...] vergonha, indignação, arrependimento. A recompensa imediata é a fuga desses sentimentos e a transição para a próxima atividade sem encará-los. O lado ruim é exatamente esse, além da preocupação com a saúde e do ciclo de arrependimento e ódio por si mesmo."

O comer emocional desse tipo (como Tracy roendo cenouras enquanto estudava ou engolindo amoras além do ponto de saciedade) é *o contrário* de como o cérebro e o corpo evoluíram para trabalhar juntos e nos manter vivos. O cérebro anula a tal ponto as mensagens do corpo que fica difícil dizer *se* e *quando* estamos com fome.

Ter consciência de que comemos nossos sentimentos não nos fortalece magicamente para parar. O frágil córtex pré-frontal, sede do autocontrole, não é páreo para a musculosa área cerebral da sobrevivência. Quem já tentou abandonar um hábito alimentar emocional com a fórmula "calorias que entram, calorias que saem" sabe disso.

A INDÚSTRIA ALIMENTÍCIA LUCRA QUANDO VOCÊ PEGA A BATATA CHIPS

Para piorar, a capacidade de fazer boas escolhas alimentares não é sabotada só pelo cérebro de sobrevivência. A comida pode ser – e é – alterada de todas as maneiras para perdermos no antigo desafio de uma conhecida marca de salgadinhos: "É impossível comer um só." (Informação divertida: as batatinhas Lay's inventaram esse slogan – *Betcha can't eat just one*, "aposto que você não consegue comer só um" – em 1963, ano de fundação do Vigilantes do Peso.) A indústria alimentícia trabalha com afinco para manipular os comestíveis e consegue ganhar essa aposta. Numa denúncia assustadora das práticas do setor, Michael Moss, repórter investigativo do *The New York Times*, publicou a reportagem "A ciência extraordinária da junk food viciante". A capa era a foto de um Doritos acompanhado da seguinte fórmula:

$$\frac{Sal + Gordura^2}{Crocância\ satisfatória} \times Sensação\ agradável\ na\ boca = Alimento\ projetado\ para\ viciar$$

Gosto dessa fórmula por várias razões, e uma delas saiu na revista satírica *The Onion*: "Doritos comemora o milionésimo ingrediente." O texto afirma: "Espera-se que o novo ingrediente, guanilato dissódico, além de atuar como agente emulsificante adicional, aumente ainda mais o grande sabor de Doritos."

Deixando a ironia de lado, o açúcar refinado e a ingestão excessiva de comida contribuem para problemas de saúde como diabetes e obesidade. A obesidade disputa com o tabagismo o primeiro lugar entre as causas de morte mais evitáveis nos Estados Unidos.[2] Ao olhar para as estrelas em busca de sinais do futuro, nossos ancestrais não viam os alimentos quimicamente alterados que causam epidemias modernas como obesidade e diabetes. Nem que as empresas destinariam rios de dinheiro à criação de produtos parecidos com comida apenas para nos fazer comer cada vez mais.

Só que a realidade é essa. Um setor inteiro da economia gasta bilhões para projetar características dos alimentos como praticidade, aparência, cheiro, sabor e, é claro, sensação na boca com um único objetivo: o consumo. Quanto mais você come, mais eles ganham.

---

[2] É importante ressaltar que a ciência tem muitas nuances. A pesquisa que visa estimar causas possíveis de algo como a morte é uma ciência imperfeita em si, principalmente quando tenta isolar uma única variável, como a obesidade. Isso leva a superestimar a contribuição direta da obesidade para a morte.

A reportagem de Moss e seu livro *Sal, açúcar, gordura: Como a indústria alimentícia nos fisgou* são esclarecedores. Não vou entrar em detalhes porque você só precisa saber que cada vez mais a comida é projetada exclusivamente para viciar. A indústria trata seus produtos mais como experimentos químicos do que como forma de nutrição. Com o lucro em mente, ela nos manipula para comer (e comprar) alimentos que nem nos fazem bem. Por exemplo, químicos e pesquisadores do setor encontraram o chamado *bliss point* ou "ponto de êxtase": o equilíbrio exato de sal, açúcar e gordura que provoca um frenesi de desejo no cérebro. A indústria também descobriu que ajustar a praticidade e a sensação de autonomia aumenta os hábitos associados aos petiscos. Nos Estados Unidos existem os *lunchables* – uma embalagem com biscoitos, frios, sucos e doces prontos para as crianças comerem na escola. Meus alunos na faculdade lembram que os adoravam, embora não fossem muito gostosos. Agora sabem por quê.

Praticidade, engenharia de alimentos e emoções se somam para tornar facílimo adotar hábitos alimentares não saudáveis. Nosso cérebro diz: *Está dando certo. Vamos manter essa estratégia.* Fica dificílimo tentar – e até imaginar – outra opção.

As pacientes reunidas no consultório demonstravam como a sociedade vende a "solução" para todas as preocupações: coma seus sentimentos. Comer nos distrai ou nos garante um breve alívio quando nos sentimos mal, mas esses mecanismos de sobrevivência geram problemas futuros. Quanto mais cruzamos estado de espírito com comida, mais esses comportamentos se tornam hábitos. Em vez de descruzá-los, nos culpamos, achando que tem algo errado conosco. Mas existe uma saída: aprender como o cérebro funciona.

CAPÍTULO 2

A formação dos hábitos alimentares

Quando entrou pela primeira vez em meu consultório, Jack me pareceu o tipo de pessoa que torcemos para se sentar ao nosso lado no avião: bem-educado e respeitoso. Em geral, escolho algo sincero e acolhedor para começar bem o primeiro encontro com o paciente. Em plena pandemia, estávamos conectados por vídeo. "Como posso ajudar?", perguntei. Um pouco sem graça, ele afirmou que tinha dificuldades com a comida.

Em geral, pessoas com esses problemas não começam indo ao psiquiatra. Tentei não tirar conclusões precipitadas sobre o que ele enfrentava nem como tentara lidar com aquilo no passado. Pedi que continuasse.

Jack descreveu seu relacionamento com os *corn nuts*. Esse milho tostado é preparado com grãos inteiros, deixados de molho em água por até três dias, assados ou fritos por imersão e depois salgados – com muito sal. O delicioso petisco, que surgiu na América do Sul, chama-se *cancha* no Peru e *chulpi* no Equador. Nos Estados Unidos é vendido em postos de gasolina, lojas de conveniência e supermercados.

A relação de meu novo paciente com o salgadinho começara aos 10 anos. Agora com 60, comia "cerca de cem desses milhos de uma vez". Provavelmente estava exagerando, mas era possível ter uma dimensão do problema. Se já experimentou um *corn nut*, você deve estar se perguntando: "Como ele conseguia?" Esses milhos são *muito* salgados. Um punhado já me obriga a tomar meio litro d'água. Por mais que suspeitasse de exagero, não o interrompi. Sentia que ele caminhava para dizer algo importante.

– Eu como no automático – anunciou. – Simplesmente jogo na boca. Não processo. Seja o que for, macarrão ou outro alimento, como e pronto.

Jack parecia ter uma desconexão corpo-cérebro semelhante à do grupo de pacientes compulsivas. Mas, em vez de agir por compulsão, ele se programou para comer no modo automático.

– Quer dizer que o macarrão atrai? – perguntei.

– Macarrão, sorvete, pães. Vou à padaria, como um *bagel* e levo mais dois para comer no caminho de casa. É demais. Não me sinto bem, mas no dia seguinte faço tudo de novo.

Estava começando a compreender por que ele tinha me procurado. À pergunta sobre quando comia daquele jeito, Jack respondeu que era ao se sentir deprimido, ansioso ou estressado. Parou um segundo e acrescentou:

– Na verdade, também como quando estou bem. – Depois de citar quase todas as categorias de comer sem fome, resumiu: – Sinto vontade, e a comida me satisfaz. Aí eu como.

Como acontecia com as pacientes com transtorno de compulsão alimentar, a incapacidade de controlar o que comia prejudicava o bem-estar físico e mental de Jack. Ele não queria comer tantos milhos, mas não conseguia parar. O cérebro o obrigava. O que estava acontecendo?

O CÉREBRO DE SOBREVIVÊNCIA E O CÉREBRO PLANEJADOR

Como todo animal com cérebro, temos uma meta primária: sobreviver. Nossas redes neurais mais antigas e profundas são projetadas para nos manter vivos e capazes de procriar. Essa parte do cérebro inclui o sistema responsável por funções não cerebrais, mas importantíssimas, como respirar, regular a temperatura corporal e, é claro, comer sem ser comido, ou seja, necessidades imediatas. Se formos perseguidos pelo famoso tigre-dentes--de-sabre, precisaremos agir imediatamente, sem ficar analisando opções e comparando possíveis resultados até decidir *correr*! É o que chamo de *cérebro de sobrevivência*.

Quando se trata de comida, o cérebro de sobrevivência só tem uma missão: manter o corpo vivo. Nossos ancestrais das cavernas preferiam os alimentos que forneciam calorias rápidas de fácil digestão. Isso não muda há centenas de milhares de anos. Você já viu algum vídeo de um bebê provando sorvete? Ao primeiro contato com a língua, ele faz cara de "Uau!" e tenta comer mais. Aquele momento provoca uma grande descarga de hormônio dopamina nos centros de recompensa do cérebro e manda uma mensagem clara: *Lembre-se do que acabou de comer*. Em poucos segundos, o bebê aprendeu algo que provavelmente guardará pelo resto da vida: "gosto de sorvete". Ou, do ponto de vista do cérebro de sobrevivência, "essa substância de fácil digestão tem uma proporção densa e otimizada de gordura e açúcar. Coma o máximo que puder. E não esqueça como é".

A questão da lembrança toca algo fundamental: a memória é básica no aprendizado – e no planejamento.

O córtex pré-frontal é para planejar

Em algum momento nos últimos milhões de anos, uma nova camada se formou sobre o cérebro primitivo de sobrevivência, o chamado córtex pré-frontal. Do ponto de vista anatômico, essa região que eu chamo de *cérebro planejador* se localiza logo atrás dos olhos e da testa, e nos ajuda a sobreviver de outra maneira. Envolvido na criatividade e no planejamento, o córtex pré-frontal se concentra menos no aqui e agora e mais na previsão do que acontecerá no futuro com base na experiência passada.

O cérebro planejador usa as lembranças que o cérebro de sobrevivência acumulou para fazer previsões. É o chamado *processamento preditivo*. Prever o futuro nos ajuda a sobreviver porque simula o que *pode* acontecer. Quando escolhemos ir para cá ou para lá na savana em busca de comida, por exemplo, o cérebro planejador faz simulações com base no que já aconteceu. Se fomos a um determinado lugar – digamos, uma árvore junto ao rio – e encontramos frutas, e não tigres, e depois fomos a outro – um rochedo no morro – onde vimos vários tigres e nenhuma comida, na manhã seguinte, quando acordarmos com fome, o cérebro pode aproveitar essas experiências para simular a ida aos dois lugares e fazer uma escolha bem simples: a árvore junto ao rio é a melhor opção, porque lá encontramos frutas e nenhum tigre.

Ter um cérebro planejador que prevê tudo, desde como são e agem os gatos até o sabor de uma fatia de bolo, nos poupa muito tempo e energia. Mas também pode nos desviar do caminho, como descobriremos mais adiante. Primeiro, vamos entender como Jack passou a comer no modo automático.

REFORÇO POSITIVO: APRENDEMOS A LEMBRAR ONDE ENCONTRAR COMIDA

Em milhões de anos de evolução, os seres humanos mantiveram os mecanismos de sobrevivência mais básicos – comer sem serem comidos – porque eles funcionam muito bem. Quando se trata desse comportamento, o melhor continua sendo o que o neurocientista e ganhador do Prêmio Nobel Eric Kandel e outros chamaram de *aprendizado por reforço.*

O aprendizado por reforço tem dois componentes relacionados: o reforço positivo e o negativo. No campo da comida, podemos resumir o reforço positivo como aprender a achar fontes de alimento para lembrarmos no futuro onde elas ficam e voltarmos para comer mais. Quando nossos ancestrais procuravam comida e achavam uma boa fonte, o sistema digestivo mandava ao cérebro uma mensagem de dopamina que dizia: "Boa! Não esqueça este lugar. Volte amanhã quando tiver fome outra vez." Esse aprendizado é tão importante que vários pontos do corpo enviam sinais ao cérebro para que a mensagem não se perca.

Só precisamos de três elementos para aprender pelo reforço positivo: um gatilho/dica, um comportamento e um resultado/recompensa. Lembre-se do bebê que provou sorvete pela primeira vez. Quando ele toma sorvete, o cérebro registra a recompensa: *Isso é bom!* Com o reforço positivo, aprendemos a repetir comportamentos que nos ajudam a sobreviver. Em geral, eles são descritos como *comportamentos de aproximação*, porque aprendemos a nos aproximar do que é bom. Gatilho: ver sorvete. Comportamento: tomar sorvete. Resultado: *Que delícia! Repita.*

Agora, coloque-se no lugar de Jack, ou melhor, no lugar de seu cérebro de sobrevivência. O cérebro aprendeu que *corn nuts* são ricos em calorias – aquele ponto de êxtase de carboidratos de fácil digestão, gordura e sal. Ele desenvolveu o hábito de ver *corn nuts*, comer *corn nuts*. Beliscar automaticamente como hábito.

REFORÇO NEGATIVO: APRENDEMOS A NÃO SER COMIDOS

Nossos ancestrais passavam a maior parte do dia procurando comida e se lembrando de onde encontrá-la, mas tinham outra grande preocupação: não virar comida. Aprenderam isso pelo processo do reforço negativo, que funciona de modo similar ao positivo. Na sequência gatilho-comportamento-resultado, em vez de promover comportamentos compensadores (experiências agradáveis), aprende-se a evitar situações que parecem castigos (experiências desagradáveis). Quando partiam para explorar a savana ou a floresta, eles não sabiam se havia predadores e precisavam ficar atentos ao perigo. Ao ouvir um farfalhar no mato e ver um tigre, aprenderam a fugir (comportamento). Assim, cada vez que ouviam o farfalhar (gatilho), fugiam para não serem comidos ("castigo").

Aprendemos a evitar comportamentos que ameaçam a sobrevivência com rapidez ainda maior do que adotamos os comportamentos em benefício da sobrevivência. Ao colocar algo novo na boca, se o gosto for de algo podre ou muito amargo (sinal de perigo ou veneno), podemos cuspir antes de termos consciência do que estamos fazendo. Ao contrário da reação ao chocolate ou a um bom vinho, não temos tempo de saborear os detalhes do que poderia nos matar. "Uau, cianeto tem *mesmo* gosto de amêndoa!" seria mais um último pensamento do que uma observação sobre sabores. Não sentimos as nuances do veneno porque estamos ocupados tirando-o da boca. Com alimentos que não vão nos matar, temos tempo para apreciar. Em outras palavras, quando se trata de comer, aprender pelo reforço negativo é mais rápido. Pense na última vez que você provou algo nojento. Você deve ter feito o mesmo: cuspiu antes de se dar conta (é o cérebro ajudando a sobreviver). Em resumo, registramos o *argh* (nojo) muito mais depressa do que o *uau* (prazer).

Voltemos a Jack. Os *corn nuts* eram seu hábito alimentar automático. O reforço negativo promove estresse, ansiedade e outros hábitos alimentares?

Como o reforço negativo nos ensinou a comer os sentimentos

Se você já tinha ouvido a expressão *comer seus sentimentos*, talvez se surpreenda ao saber que o impulso inicial do corpo diante do medo ou do estresse é *parar de comer*. Para ficarmos mais leves e ágeis, evoluímos de tal maneira que não temos sangue suficiente para atender todos os órgãos ao mesmo tempo. Como o avião que praticamente só leva combustível para chegar ao seu destino, o corpo humano médio tem apenas cerca de cinco litros de sangue – mais ou menos 8% do peso. O restante é água (60%), músculo, gordura e osso.

Ao contrário do avião, que só usa combustível para um propósito principal – manter os motores funcionando –, o corpo conta com o sangue para diversos fins, como ajudar o estômago a digerir os alimentos e levar oxigênio aos músculos. Desenvolvemos um sistema primoroso para que nossos órgãos se comuniquem e atendam nossas necessidades. Quando há escassez, um sistema emite mensagens para que outros sistemas enviem o sangue na direção correta. Se temos fome, o estômago pede que os músculos lhe mandem sangue para digerir o alimento que vai receber. Os músculos ficam satisfeitos de descansar em situações assim. A versão da plaquinha "volto em 15 minutos" é deixar os vasos sanguíneos menores para que o sangue vá para o trato gastrointestinal. O corpo continuará enviando o sangue para o sistema digestivo enquanto for necessário, a não ser que outro sistema mande um alerta de emergência e exija sua parte.

Imagine que você esteja no trabalho, na escola ou em casa. É hora do almoço, você está com fome, se senta e come. O sangue vai para o abdome. De repente, vem um cheiro de fumaça... e seu cérebro nota. Você pensa que algo aconteceu. Quando os músculos enviam aquela mensagem de SOS, o cérebro e o estômago concordam na mesma hora: "O almoço acabou!" O estômago contrai seus vasos sanguíneos e manda todo o sangue possível para os músculos. Isso ajuda você a se levantar e sair correndo.

A sensação de que o almoço acabou ou pelo menos foi suspenso até haver segurança tem um nome técnico: *anorexia*. No dicionário, a anorexia é definida como "falta ou perda de apetite por comida". Acrescentando a palavra *nervosa* tem-se "transtorno emocional caracterizado pelo desejo obsessivo de emagrecer". Ou seja, o organismo é preparado para enfrentar o estresse desligando as mensagens de fome. Essa é uma peça importante do quebra-cabeça.

O problema é que o cérebro não sabe a diferença entre uma ameaça genuína à sobrevivência, como a iminência de um atropelamento, e uma pressão cultural, como os gritos de um chefe. Quando encontra um estressor, o cérebro lê "perigo" e precisa dar um jeito de lidar com ele. Faz isso unindo medo e dor naquela categoria geral de sentimentos desagradáveis. O medo é desagradável. A dor é desagradável. A dor *emocional* é desagradável.

Esther, uma das participantes do programa Eat Right Now, contou como o estresse engoliu seu apetite. Ela costumava sofrer de compulsão alimentar quando ficava estressada, mas um dia sua reação foi diferente: "Hoje foi superestressante. Comi dois ovos e sementes de abóbora no café da manhã e mais dois ovos no almoço. Não consegui ingerir mais nada depois por causa do excesso de adrenalina no corpo em resposta ao estresse intenso. Antigamente eu tinha compulsão por causa do estresse, e hoje não consegui me forçar a comer." Ela ficou surpresa porque a reação adaptativa normal de perda do apetite surgiu do nada. A reação deve ter sido tão forte que superou seu comportamento aprendido de comer por estresse.

Michelle tinha uma reação parecida quando ia ao médico. "Detesto com todas as forças ir a uma consulta. Hoje, fiquei ansiosíssima a manhã toda porque tinha um check-up. Não consegui comer, tomar meu chá (a cafeína não ajudaria – teria subido pelas paredes), meditar nem fazer nada de bom com que geralmente começo o dia. Tive até que trocar a blusa antes de sair, porque estava toda suada!"

Nossos estressores modernos conseguem cancelar o apetite tão depressa quanto qualquer tigre-dentes-de-sabre. Tudo isso acontece rapidamente e não exige aprendizado. É um mecanismo adaptativo de sobrevivência para nos ajudar a resolver perigos evidentes. Do ponto de vista evolutivo, se não estamos sob ameaça, a fome é um grito e a saciedade é um sussurro. Quando as fontes de alimento não estão garantidas todos os dias, nem mesmo todas as semanas, é melhor se encher de calorias para o caso de não poder comer por algum tempo.

Numa virada cruel, na ausência de ameaças imediatas e diante do acesso fácil a alimentos muito calóricos, o que aconteceu foi que, em vez de evitar a dor canalizando o suprimento de sangue para as pernas e os pulmões para corrermos mais do que o tigre, aprendemos a amortecer a dor emocional com algum prazer ou distração. Na dor emocional, não há perigo físico, mas dói bastante. Não precisamos correr, mas o cérebro nos diz para fugir da dor fazendo algo para que ela passe. É aí que entra o reforço negativo, que cruza as conexões da comida com as do estado de espírito dentro do cérebro.

A dor emocional pode ser muito intensa, mas não é igual a sangrar por uma artéria. A situação não traz risco de vida imediato, como encarar um tigre faminto ou um ônibus em alta velocidade. O cérebro sabe que não precisamos correr, mas ele quer *agir*. Então, quando ficamos presos numa emoção negativa, ele diz: "Sei como eliminar esse sentimento doloroso para você se sentir melhor." Se fôssemos seres mais racionais, a parte pensante e planejadora do cérebro, o córtex pré-frontal (as várias partes do cérebro não funcionam isoladas, mas, a título de ilustração, consideremos assim), poderia dizer: "Vamos pesquisar e descobrir a melhor maneira de lidar com a necessidade emocional. Que tal uma psicoterapia para entender de onde vêm os sentimentos? Ou uma terapia cognitivo-comportamental para desenvolver estratégias para lidar com eles? Quem sabe uma terapia existencial para ver melhor sua posição no mundo e o que significa estar vivo?"

Só que, como o córtex pré-frontal é a parte mais jovem e fraca do cérebro, diante das emoções fortes, ele desliga. Isso deixa o serviço pesado sob a responsabilidade das redes mais antigas e não necessariamente mais sábias do cérebro de sobrevivência.

Quando ficamos tristes ou zangados, o cérebro de sobrevivência começa a procurar o que pode nos animar ou distrair. Lamentavelmente, um dos poucos truques que ele conhece é o gosto requintado pela comida para nos entreter e permitir alívio imediato.

Ao lembrar que sorvete é gostoso, o cérebro de sobrevivência nos manda ignorar que não estamos com fome e comer uma casquinha. Aprendemos depressa que isso é melhor do que afundar nas emoções. O cérebro guarda a informação para depois. Esse é um dos modos importantes para conectar comida com sentimentos. Quando estamos mal, o cérebro nos lembra que comer é gostoso ou, pelo menos, afasta temporariamente as emoções ruins.

Sempre que você escolhe comer para compensar seus sentimentos, o cérebro de sobrevivência e o planejador cruzam as conexões. Você pode ter planejado se alimentar de forma saudável ou reduzir os lanchinhos, mas foi seduzido pelo poder consolador do hábito. Aquele bem-intencionado "vou parar de beliscar" faz pensar o tempo todo em comida.

Vendo de outro modo, quando você se estressa, o cérebro de sobrevivência assume o volante do córtex pré-frontal, que recebeu a habilitação há pouco tempo, para levar você a um lugar seguro. Passado o risco, você pega alguns bolinhos para se acalmar. Quanto mais fizer isso, mais criará o hábito.

Estamos programados para nos afastar ou nos distrair de emoções desagradáveis porque gostamos de evitar a dor que causam. Quando o estresse inunda o cérebro, a distração nos proporciona um bem-estar passageiro, mas a consequência indesejada é impedir que solucionemos a causa do problema.

Aqui você aprenderá a aproveitar o poder do cérebro para mudar isso. É possível reprogramá-lo para sair da prisão da comida ou parar de comer sem atenção. Você pode aprender a ouvir as mensagens de saciedade – silenciosas mas presentes – que o corpo envia. Mas antes entenda como o hábito comida/estado de espírito ficou tão poderoso.

Rob me procurou porque sofria graves ataques de pânico ao dirigir. Estava com 40 anos e 80 quilos acima do peso ideal. Contei sua história no livro *Desconstruindo a ansiedade*, citando-o com o pseudônimo Dave, porque na época ele temia que a revelação da sua identidade o prejudicasse profissionalmente.

Rob tinha um caso claríssimo de ansiedade, evidente já ao chegar ao consultório. Os ombros estavam quase nas orelhas, as mãos fechadas, a respiração era curta e ofegante. Havia décadas que lidava com a ansiedade consumindo fast-food.

Os ataques de pânico tinham começado na infância. "Ninguém sabia direito o que estava acontecendo. Eu sentia ansiedade e medo o dia todo na escola. Na volta, tentava resolver o problema comendo sem parar até ficar entorpecido."

Como tantos outros pacientes, Rob tinha feito dieta e exercícios na infância e mais tarde. "Começava a emagrecer, me exercitava e perdia o excesso de peso (15 a 18 quilos), até algum acontecimento da vida fazer o ciclo recomeçar. Em geral, sentia ansiedade e pânico." Ele contou ainda que "pulava fora" da vida por longos períodos e aprendeu a comer também para evitar a "solidão e tudo o mais".

Muitos pacientes recorreram às drogas para fugir de si mesmos. Rob recorreu às redes de fast-food. Seu comportamento se parecia com as lutas contra a dependência de álcool e drogas. Ele comia no carro para esconder seu comportamento da família e dos amigos, e repetia para si mesmo: "Vou começar a comer melhor amanhã." E, como muita gente que chama de "hábito" suas dependências, o hábito de Rob o devorava – jogo de palavras proposital. Sua saúde sofria (o excesso de peso causava alterações na pressão arterial, no sono e no fígado) e ele não via saída. Fico feliz de dizer que Rob foi tão bem no trabalho com a ansiedade que hoje orienta outras pessoas com o mesmo problema e sempre começa contando sua história.

FORMAÇÃO RÁPIDA DE HÁBITOS

Imagine que você acorda de manhã e não consegue ficar em pé porque a sequência de "como andar" foi apagada do cérebro. Agora, pense em tudo que ele automatizou no decorrer de sua vida. Comece pela rotina matinal: escovar os dentes, tomar banho, se vestir, preparar o café da manhã, comer (sem babador, porque você se lembra de como levar a colher à boca na primeira tentativa!). A lista pode chegar a milhares de ações, se pensar em tudo o que faz sem pensar. Por quê? Porque são hábitos. E isso é bom.

O cérebro descobriu como automatizar atividades que seguem a mesma sequência para economizar energia e fazer aprendizados. Belo truque. O processo é tão simples que é mais fácil, por exemplo, amarrar o tênis sem pensar nessa ação.

O cérebro é tão rápido para aprender hábitos que alguns comportamentos se estabelecem com uma única tentativa. A compensação é tão boa – como os bebês tomando sorvete – que uma vez basta para criar o hábito. Só que no caso da comida isso pode criar problemas.

Memorize esta definição simples de hábito: "Tendência ou prática regular ou estabelecida, principalmente se for difícil de perder." Você cria uma rotina matinal ou o hábito de amarrar o tênis depois de algumas repetições. A partir daí pode fazer quase dormindo. Estabelece e esquece o processo em si.

As habilidades são um pouco mais complexas do que os hábitos. Quando aprendemos a andar de bicicleta ou tocar um instrumento, por exemplo, podemos continuar nos aprimorando. Também podemos perder a habilidade por falta de prática constante.

A cada momento o cérebro também faz muito processamento preditivo para poupar energia. Como vimos, a partir da experiência, ele deduz que um comportamento trará resultados semelhantes. Se foi bom no passado, provavelmente será bom no futuro. É aí que entra a formação de hábitos: estabeleça o hábito, esqueça os detalhes e poupe sua energia para novos aprendizados. Esse processo é fundamental em tudo, seja nas decisões tomadas no supermercado, no ato de comer os sentimentos e até ao sair dos ciclos habituais de comida/estado de espírito.

Como Jack descobriu com os milhos e o ato automático de comer – e você sabe por experiência própria –, nem sempre criar hábitos é benéfico. Cerca de 95% dos hábitos são úteis (não é preciso reaprender a fazer café todas as manhãs), mas os outros 5% podem ser problemáticos. Se você desenvolver um hábito como o de fumar, petiscar sem pensar ou comer demais, pode ter problemas de saúde, como câncer ou diabetes.

Hábitos menos graves também podem ter consequências indesejáveis. Ser rígido demais com um hábito nos leva no sentido oposto da sobrevivência. Sair do trabalho com a firme intenção de passar no supermercado e, por força do hábito, de repente se ver na porta de casa pode ser desagradável. Um ciclo de hábito de procrastinação, provocado por estresse ou ansiedade, pode prejudicar o desempenho nos estudos ou no trabalho.

Como o cérebro aprende quais hábitos deve estabelecer primeiro?

Córtex orbitofrontal: o decisor

Uma parte importantíssima do córtex pré-frontal é o córtex orbitofrontal, que compara constantemente tudo o que fazemos para determinar se ajuda ou atrapalha a sobrevivência. Sempre que experimentamos algo novo, seja um sabor, uma música ou um comportamento, ele compara esse novo registro aos registros passados mais parecidos. Em seguida, escolhe qual é o melhor e insere o novo em uma hierarquia de recompensas sempre crescente para consultá-la na próxima vez que for tomar uma decisão. Pense no córtex orbitofrontal como o decisor. Ele escolhe o que fazemos, mas não de maneira aleatória, excêntrica ou peremptória. Existe um plano, que se baseia em como sentimos nossos comportamentos.

Hierarquia de recompensas

Uma das principais responsabilidades do córtex orbitofrontal é estabelecer a hierarquia de recompensas para determinar até que ponto um comportamento é compensador. Graças a nossos ancestrais das cavernas, ele só tem uma regra: se A for mais compensador do que B em termos de sobrevivência, escolha A. Toda vez que devemos optar entre dois comportamentos, o córtex orbitofrontal está ali para determinar o que é melhor para nós naquele momento.

Voltemos ao bebê para vermos como funciona essa hierarquia de recompensas. Digamos que ele nunca tenha provado sorvete nem brócolis. Já sabemos o que acontece no primeiro caso. Agora, imagine a mesma experiência com brócolis. O bebê pode dar uma mordida e gostar, ou pode cuspir tudo no babador e fazer aquela cara de "Por que estão me torturando?". Se as duas opções forem apresentadas ao mesmo tempo, o sorvete sempre ganhará.

O que acontece no cérebro nesses momentos de brócolis contra sorvete? O córtex orbitofrontal compara o teor de calorias do sorvete e do brócolis. Calorias = sobrevivência. Portanto, escolhe o mais calórico. O problema é que essa decisão não leva em conta que o mundo mudou. As cavernas não tinham geladeira nem lanchonete. Hoje, o acesso à comida costuma ser fácil e a alta densidade calórica não é o único fator a considerar para a sobrevivência. "Dever" é uma função de nosso córtex pré-frontal, que é racional, mas muito jovem. Ele diz que *devemos* comer brócolis. O cérebro de sobrevivência, mais antigo, *escolhe* o sorvete.

Essa importante função do córtex orbitofrontal de fazer comparações vai muito além da comida. Ele está em uma encruzilhada do cérebro onde as informações sensoriais, emocionais e comportamentais se integram. Precisa dividir e classificar muitos dados. Em vez de fazer uma lista imensa cheia de detalhes, pega o que fazemos e como nos sentimos em contextos específicos e determina um valor composto da recompensa do comportamento. Esse processo se chama encadeamento.

Pense em todas as festas de aniversário a que você foi quando criança. O cérebro combina as informações sensoriais e emocionais que recebeu – o sabor do bolo, as brincadeiras, os risos, a decoração – num único valor composto de recompensa. Bolo de aniversário = diversão! É seu cérebro sendo eficiente.

Portanto, não são apenas as calorias que contam quando decidimos o que ingerir. Nosso córtex orbitofrontal também absorve informações contextuais – quando comemos, com quem estávamos, qual era nosso estado de espírito, por que comemos (por exemplo, comemoração ou compensação) – e soma todas essas variáveis para encontrar uma resposta final. Literalmente, existe uma fórmula.

Valor de recompensa: o modelo Rescorla-Wagner

Na década de 1970, os cientistas Robert Rescorla e Allan Wagner, interessados no modo como os animais aprendem, propuseram uma equação matemática que se alinhava muito bem ao aprendizado por reforço, mas com uma diferença: levava em conta a capacidade do cérebro de comparar a realidade com as expectativas. De acordo com o modelo, a única maneira de alterar um comportamento é mudar seu lugar na hierarquia de recompensas. Isso não tem nada a ver com força de vontade.

Vamos começar por como o córtex orbitofrontal hierarquiza as recompensas. O cérebro calcula o valor de recompensa esperado de um comportamento com base no resultado obtido no passado. Mas há certa folga para atualizar esse valor e, portanto, sua posição na hierarquia em relação a outros comportamentos, caso a situação tenha mudado desde a última vez que agimos daquele modo.

Após muitas festas de aniversário, estabeleci na mente um valor de recompensa alto para o bolo de chocolate. Quando vejo um bolo semelhante na vitrine de uma nova confeitaria, minha barriga diz: "Parece gostoso!" Compro uma fatia, supondo que atenderá à expectativa. Se dou uma mordida e meu coração explode de alegria com o sabor, é o córtex orbitofrontal dizendo que acertei na loteria. Aprendo que devo frequentar aquela confeitaria, porque ela faz um bolo delicioso.

Como aprendi isso? Meu córtex orbitofrontal tem um referencial de valores de recompensa. O bolo pode atender, superar ou ficar abaixo da expectativa. Se só atende à expectativa, meu mundo quase não muda. Acrescento a confeitaria à lista de lugares onde posso comprar bolo de chocolate, mas não vou me esforçar para ir lá. Se o confeiteiro supera a concorrência, meu cérebro obtém o chamado erro de previsão positivo. O bolo era melhor (mais positivo) do que o previsto. Com uma pequena descarga de dopamina nos centros de recompensa do cérebro, aprendo que, quando quiser um bolo, devo ir àquela confeitaria. Agora meu cérebro a prefere. Não é algo consciente. O cérebro aprendeu a associar a loja ao bolo. Assim, da próxima vez que vir bolo na vitrine ou me lembrar de quando comi, terei vontade de comprar mais.

O que acontece se eu achar o bolo horrível? Assim como algo melhor do que o esperado produz um erro de previsão positivo, algo pior gera um erro de previsão negativo. Se acontecer de eu passar mal após comer, meu cérebro me dirá para evitar ao máximo aquela confeitaria.

Esse talvez seja o funcionamento mais importante do cérebro quando se trata de aprender a criar qualquer hábito.

Vamos unir os erros de previsão positivos e negativos ao modo como formamos hábitos. A sequência é importante.

Primeiro, aprendemos um comportamento pelo reforço positivo ou negativo. No exemplo do aniversário, aprendemos que bolo é gostoso e o associamos a sentimentos bons. Nosso córtex orbitofrontal qualifica esse comportamento em relação aos outros e o insere na hierarquia de recompensas do cérebro. Aprendemos a preferir bolo a brócolis. A repetição fixa o valor de recompensa e o estabelece como hábito, para não precisarmos prestar atenção nos detalhes. Escolhemos automaticamente o bolo em vez de comportamentos menos compensadores. O bolo ganha do brócolis, do tédio e dos sentimentos ruins. Neste último caso, nem precisa ser tão saboroso assim. Já quando estamos no piloto automático, comemos apenas porque vemos o bolo.

Passamos a vida presos a esses padrões de hábito até que algo nos tire do piloto automático. Sabemos que a única maneira de alterar um comportamento é mudar sua posição na hierarquia de recompensas. Aqui entram os erros de previsão positivos e negativos. Quando algo é melhor do que o esperado, nós o procuramos e repetimos. Se for pior, não o adotamos tanto. Isso pode ser um pouco aleatório: por exemplo, temos uma infecção intestinal e não conseguimos comer bolo (pelo menos por algum tempo). Ou pode acontecer de propósito – o que não tem nada a ver com raciocínio ou força de vontade. *Dever* não faz parte da equação. Fazer algo de propósito depende de um elemento simples e fundamental: a consciência. No decorrer deste livro veremos como ela ajudou Jacqui, Jack, Rob e tantas outras pessoas. Mas antes é preciso saber mais sobre o cérebro.

BUSCAR E APROVEITAR

Antes de decidir se e quando comer é preciso localizar esse alimento. Para nossos antepassados caçadores-coletores, buscar boas fontes alimentares era praticamente um trabalho em horário integral. Eles podiam seguir uma manada de animais em migração e caçar o jantar pelo caminho. Quando encontravam muitas frutas, podiam acampar por algum tempo até consumir tudo o que havia de bom. Depois, seguiam à procura. Nos círculos da neurociência, esse é o equilíbrio entre buscar e aproveitar.

Nossos ancestrais precisavam passar com eficácia da etapa de buscar um novo território com fontes de alimentos de alta qualidade à etapa de parar por tempo suficiente para comer antes de continuar em frente. Se fossem embora rápido demais, desperdiçariam alimentos. Se não partissem quando a fonte se esgotasse, poderiam passar fome ou perder a oportunidade de achar um lugar com comida melhor ou em maior quantidade. Esse equilíbrio era essencial para a sobrevivência.

Hoje, o cérebro *ainda* se dedica ao equilíbrio entre buscar e aproveitar, só que em novas circunstâncias. Pense na última vez que você foi a seu restaurante favorito. Pediu o mesmo prato de sempre ou experimentou algo novo? Escolher seu item predileto do cardápio garante uma boa refeição. Mas como saber se aquele é realmente o seu preferido se não experimentou os demais? Talvez você esteja perdendo algo melhor. Esse mecanismo se encaixa no modo de funcionamento do córtex orbitofrontal. Em busca do melhor comportamento possível para a sobrevivência, ele decide se explora um território novo ou se fica com algo bom.

Quando aproveitamos um recurso, maximizamos a recompensa imediata. Vemos algo bom, comemos algo bom: aprendemos que se trata de algo bom para comer agora e um bom lugar para encontrá-lo. As informações obtidas quando buscamos também podem ser usadas para maximizar as recompensas a longo prazo. Em ambientes incertos e variáveis em que os valores de recompensa são desconhecidos e se alteram com o tempo, é fundamental sermos flexíveis. Buscar em excesso nos leva a estar sempre à procura de algo melhor e nunca ficar satisfeitos com o que está bem à nossa frente, e aproveitar demais nos deixa presos aos hábitos.

A dopamina, neurotransmissor que aparece do aprendizado da sobrevivência ao desenvolvimento de hábitos e dependências, tem um papel importante no equilíbrio entre buscar e aproveitar. Assim como ir a outra cidade conhecer um restaurante gasta gasolina, explorar um território novo consome energia. Por isso, um novo emprego pode ser muito cansativo nas primeiras semanas, já que estamos descobrindo como tudo funciona. Por outro lado, quando ficamos parados não precisamos encher o tanque. Do mesmo modo que aprendemos com o reforço positivo, recebemos breves descargas de dopamina em partes do cérebro quando fazemos aprendizados; são os chamados disparos fásicos. Ao encontrar a impressora ou o banheiro no novo local de trabalho, recebemos sinais de dopamina e depois nos lembramos de onde estão. Para trocar a ação de buscar pela de aproveitar, a dopamina dispara de forma mais regular – no modo tônico – em lugares como o córtex pré-frontal. Acredita-se que o aumento dos disparos tônicos de dopamina promova a busca; o contrário nos leva a ficar parados e aproveitar. É assim que um único neurotransmissor cumpre diversas funções com base em onde e como ele é liberado no cérebro.

Nossa disposição para explorar novos territórios depende das informações disponíveis. Ainda na metáfora do restaurante, se tivermos um local favorito e abrir um novo na esquina podemos ir ao novo e escolher um prato aleatoriamente ou esperar que outras pessoas nos digam se é bom. As teorias neurocientíficas indicam que há duas estratégias para resolver o dilema sobre experimentar ou não o restaurante novo: a *exploração dirigida* e a *exploração aleatória*. Cada uma tem suas vantagens.

Se você estiver andando pela rua e vir um restaurante novo, pode seguir a rota da exploração dirigida: voltar para casa e aguardar o aparecimento de avaliações na internet. Com mais dados, é provável obter um resultado melhor. Mas isso pode exigir tempo e energia, e o resultado dependerá da qualidade das avaliações. Mais informação nem sempre é melhor.

Outra opção é entrar e experimentar por conta própria, o que está na rota da exploração aleatória. Exige menos tempo e energia, mas há menos garantia de um bom resultado.

O cérebro nos ajuda a sobreviver explorando opções até encontrarmos as boas e ficarmos com elas até acabarem. Desenvolvemos um atalho para chegar a esse equilíbrio (ficar ou partir) que só funciona se verificarmos que a estratégia continua tão eficaz quanto era no passado. Pense em um fazendeiro com muitas terras que sempre obtém boas safras e não percebe que os nutrientes estão se esgotando, não vê que seria preciso deixar o solo descansar alguns anos e paralelamente encontrar outro território para o plantio. Essa mentalidade aparece de várias maneiras na nossa mente moderna. Comer um pedaço a mais de nossa pizza favorita ou nos consolar com sorvete depois da briga com a melhor amiga talvez não tivesse nenhuma consequência negativa quando éramos crianças, mas recorrer a essas estratégias frequentemente na vida adulta pode nos aprisionar.

Vamos ligar os pontos de como o cérebro funciona e ver como essas teorias se aplicam à vida real. Com o reforço positivo, Jack aprendeu cedo que os petiscos de milho eram gostosos e hoje os consome automaticamente. Jacqui e Rob (e, em menor grau, Jack) aprenderam pelo reforço negativo a comer como estratégia contra a depressão e a ansiedade. Embora Tracy tivesse o problema alimentar de primeiro mundo de roer cenouras em situações de estresse, sua história mostra que mesmo um petisco saudável deixa o fantasma mais faminto. A história de Jacqui e Rob destaca que nosso córtex orbitofrontal estabelece preferências por produtos com *bliss point* – o ponto de êxtase – em vez de alimentos saudáveis. Essas histórias também revelam que amortecer os sentimentos ou engoli-los com comida eleva esses comportamentos na hierarquia das recompensas, por serem melhores do que as emoções desconfortáveis. Quando o cérebro está diante de estratégias que parecem funcionar, principalmente se não encontrar uma opção melhor, elas são fixadas no modo de aproveitamento e transformadas em hábitos que parecem quase impossíveis de mudar. Jack, Jacqui e Rob tinham isso em comum: tentaram mudar usando o "deve" e a força de vontade, e fracassaram (várias vezes). Não sabiam como o cérebro funciona. Muito menos que a solução estava disponível, ainda que não a vissem. Eles precisaram aprender a usar a consciência para aproveitar o poder do córtex orbitofrontal. Mas antes tiveram (temos) que compreender por que a força de vontade falha.

CAPÍTULO 3

Por que as dietas (e a contagem de calorias) não funcionam

A resposta parece fácil. Seria preciso voltar a comer o que, quando e como fazíamos antes que nosso cérebro planejador, nossas emoções e a indústria de alimentos afetassem nosso instinto de sobrevivência. Parafraseando o escritor e jornalista Michael Pollan, não deveríamos comer nada que nossas bisavós não reconhecessem como comida – e mesmo assim, não muito.

Assim teríamos uma vida saudável sem detonar a balança, poderíamos satisfazer a necessidade de nutrientes e, ao mesmo tempo, impedir que o cérebro fosse enganado para comermos mais do que precisamos. Mas não é simples assim, principalmente quando há emoções envolvidas. O cérebro entende errado quando se trata de reagir a elas e a produtos criados para atacar e até driblar nossas mensagens de sobrevivência.

O interessante é que o setor do emagrecimento pode ser rastreado até as dietas da moda de mais de cem anos atrás. Entre as dietas mais famosas da história está a da limonada (1941), em que, seis vezes por dia durante dez dias, só se bebia uma mistura de suco de limão, xarope de bordo, água e pimenta-de-caiena para desintoxicar o corpo de má alimentação, drogas e álcool. Ou a dieta da década de 1950 que consistia em só consumir sopa de repolho durante sete dias. Talvez a mais emblemática transformação das dietas em um grande negócio tenha sido a criação em 1963 da empresa hoje internacional Vigilantes do Peso, por Jean Nidetch, uma dona de casa de Nova York. Após perder 9 dos seus 97 quilos em um programa de emagrecimento da Secretaria de Saúde da cidade, ela teve a ideia de criar um grupo de apoio para ajudar a manter os resultados. Ao longo do meio século seguinte, o setor se agarrou à mesma fórmula de "caloria que entra, caloria que sai", ou coma menos, se exercite mais. Os grupos de Vigilantes do Peso são famosos pelas pesagens semanais para cobrar a responsabilidade de cada um. Alguns pacientes meus que participaram do programa descreveram o método como "humilhante".

Embora o setor se baseie em boas intenções, seu foco na força de vontade para emagrecer contém um erro fatal: o cérebro não funciona assim. As dietas também desencadeiam transtornos alimentares em indivíduos suscetíveis. Neste capítulo, veremos por que é tão difícil segui-las, sejam tradicionais ou não.

O MITO DA FORÇA DE VONTADE

Adoro um esquete do programa humorístico de TV *The Bob Newhart Show*, da década de 1970, em que uma mulher procura o psicólogo Robert "Bob" Hartley (interpretado por Bob Newhart) porque teme ser enterrada viva. Eles conversam sobre o tempo para se curar (cinco minutos), quanto ele cobra (cinco dólares) e combinam que, se ela não precisar de todo esse tempo, ele ficará com o valor total, porque não tem troco. Ela pergunta se deve anotar algo. Ele afirma que o tratamento é muito simples e a maioria consegue se lembrar.

Então ele se inclina sobre a escrivaninha na direção dela.
– Pare com isso! – grita ele.
– Como? – pergunta ela, confusa.
– Pare com isso! – grita ele de novo, um pouco mais devagar.
– Parar? – pergunta ela, tentando entender.

Ela não acredita que basta aquilo. Ironicamente, o esquete dura pouco mais de cinco minutos. Vale cada centavo que você não precisa pagar para assistir no YouTube.

O exemplo continua válido. Pensamos ter controle de nossos comportamentos mentais e físicos e que só precisamos nos controlar para seguir melhor o plano. Acreditamos que, com a força mental suficiente, resistiremos à atração das tentações. Mas a força de vontade é mais um mito do que um músculo.

Recorde todas as vezes que a sua fracassou. No meu caso, muitas vezes perdi a paciência em ligações com atendentes do suporte técnico e me senti péssimo depois. A culpa não é deles. Em geral, ajudam da melhor maneira. (Peço desculpas ao pessoal de atendimento ao cliente. Vou tentar melhorar. Acho que só preciso de um pouco mais de força de vontade.)

Cada um de nós tem seu prazer culpado – um excesso, um vício – ou um hábito irritante que nos melhores dias achamos que conseguimos controlar e nos dias não tão bons nos castigamos por fracassar. Tentamos negar, mas é mais provável não conseguirmos.

O EFEITO DA VIOLAÇÃO DA ABSTINÊNCIA (OU O F*DA-SE)

O que acontece quando não podemos ter algo? É claro que queremos mais. Exatamente como Jacqui e Rob, se nos obrigamos a não tomar sorvete ou a não comer chocolate e guloseimas, aquilo não sai da nossa cabeça. Como no famoso experimento da psicologia "não pense no urso-branco", quanto mais esforço, mais fixação. Aquilo a que resistimos persiste. Como veremos com mais detalhes no capítulo sobre o monstro do desejo, esse ciclo de resistência e persistência consome muito tempo e energia. As águas da enchente continuam se acumulando até a represa arrebentar. Na psiquiatria das dependências, a ruptura da represa é tão comum que na década de 1980 ganhou o nome de efeito da violação da abstinência (EVA), dado pelos pesquisadores Alan Marlatt e Judith Gordon, da Universidade de Washington.

Em seus estudos sobre o alcoolismo, os dois identificaram um padrão: quando uma pessoa bebe após ter ficado algum tempo sóbria, ela logo cai no poço de novo. Quem tem uma recaída com a cocaína não se limita a uma carreira em uma festa, se entrega aos antigos hábitos. Fumou um cigarro duas décadas depois de parar? Voltará a um maço por dia num piscar de olhos.

Meus pacientes têm uma definição concisa do efeito de violação da abstinência: "f*da-se". Como em *Fiz merda, perdi o controle. Agora não dá mais para parar. F*da-se.*

Jacqui explicou claramente: "Fico obcecada por comida o tempo todo. Se tiver um dia ruim os pensamentos compulsivos começam a se acumular, consumindo muito espaço e energia. No raciocínio de tudo ou nada, vou com tudo. Quando desrespeito uma regra alimentar, digo f*da-se e entro no modo self-service com preço único e como tudo de que me privava. Digamos que não tenho compulsão por brócolis."

Há quem pense que controlar os desejos depende de treino. Mas a ciência questiona a noção de que é possível fazer "flexões mentais" para fortalecer o músculo do autocontrole. Alguns estudos mostram que apenas alguns sortudos são geneticamente dotados de força de vontade. Outras pesquisas afirmam que ela é mais um mito do que um músculo mental utilizável. Testes sobre a força de vontade revelam que mais autocontrole não significa mais sucesso nas metas. Quanto mais esforço as pessoas fazem, mais exaustas ficam. Na verdade, se obrigar a trancar a boca pode ser contraproducente. No máximo, ajuda a curto prazo (ou dá a sensação de que se está fazendo algo), mas a longo prazo, que é o que de fato importa, não funciona.

Vejamos o exemplo de uma dieta de restrição calórica baseada na força de vontade que segue a fórmula "caloria que entra, caloria que sai". Como ela reduz em até 40% a quantidade de calorias ingeridas em um dia, o emagrecimento deveria ser rápido. No entanto, essa restrição contraria a natureza da sobrevivência, e o corpo entra no modo fome: desacelera o metabolismo para preservar todas as calorias possíveis. Do ponto de vista evolutivo, quando a comida era escassa, nossos ancestrais tinham que conservar energia. Como a neurocientista Sandra Aamodt explica no livro *Why Diets Make Us Fat* [Por que as dietas nos engordam] e resumiu em sua palestra TED, no decorrer da história humana a fome foi um problema muito maior do que comer demais. "Mesmo após sete anos mantendo uma perda de peso, o cérebro continua tentando recuperá-lo. Se o emagrecimento se deveu a fome prolongada, essa reação seria sensata. No mundo moderno de hambúrgueres no drive-thru, não está dando muito certo."

Não surpreende, portanto, que seja tão difícil manter o controle ao fazer uma dieta! Muitas pessoas se sentem um lixo quando sobem na balança diante do grupo – seja no Vigilantes do Peso ou em outros programas. Como conhecem a fórmula, que parecia sensata, concluem que o problema está nelas.

Antes de continuar, vamos resumir o que a ciência mostra:

> **QUATRO QUESTÕES LIGADAS À FORÇA DE VONTADE**
>
> 1. Você quer mais do que não pode ter. (A proibição aumenta o desejo.)
> 2. Aquilo a que você resiste persiste. (Não pense no urso-branco.)
> 3. Fracasso → ladeira abaixo. (O efeito da violação da abstinência. F*da-se.)
> 4. A força de vontade não faz parte das estratégias de mudança de hábito. (O córtex orbitofrontal se concentra na recompensa pelo comportamento.)

Se você tentou seguir a última moda em dietas e fracassou, a culpa não é sua. Não faltou força de vontade. Seu cérebro de sobrevivência faz o que sabe: oferece soluções de curto prazo que parecem compensadoras, mas não resolvem os problemas a longo prazo.

Mas esse não é o único problema das dietas. Vejamos como nossa obsessão contemporânea por controle corrói a capacidade de romper os ciclos de hábitos alimentares.

A ILUSÃO DO CONTROLE

"Preciso fazer uma confissão." Foi assim que meu jantar do Dia dos Namorados começou este ano. Minha esposa e eu tínhamos acabado de nos sentar para fazer a refeição maravilhosa que preparamos juntos. Fugimos dos restaurantes barulhentos, da corrida por reservas. Além disso, somos uma boa equipe na cozinha, e uma noite em casa é uma boa opção para nós. Adoro o ritual de picar legumes e preparar algo gostoso, e ela é uma ótima assistente. Passamos algum tempo juntos e conversamos.

Ao escutar aquela frase, não vi nada perturbador nos olhos dela. Não parecia que diria "Tenho um caso" ou "Quero o divórcio". Ergui as sobrancelhas e esperei. Até que ela disse com naturalidade: "Estou monitorando."

Durante muitos anos, Mahri vinha monitorando a ingestão de comida e os exercícios físicos (MyFitnessPal era seu vício mais recente). Mesmo se mantendo na faixa de peso com ou sem aplicativos e sabendo que eles são imprecisos, não conseguia abandoná-los. Apagava-os do celular, mas acabava reinstalando e usando em segredo. Os efeitos eram nocivos, como olhar um aplicativo em vez de escutar o corpo para saber o que e quanto deveria comer.

Depois do desabafo, ela disse que só experimentaria mais uma semana e admitiu que tudo se resumia à ilusão do controle.

Medir e monitorar nos dá a sensação de estar no controle. Os resultados quantificados reduzem a incerteza. Medir pode ser gostoso, até deixar de ser. Com certeza você conhece pessoas que andam em círculos antes de dormir, tentando completar a contagem de passos do dia. Minha esposa pertence a esse clube: "Só faltam duzentos. Em cinco minutinhos vou me deitar!"

A incerteza é horrível

Nosso cérebro de sobrevivência não gosta de incertezas porque se sente menos no controle. Para ele, a incerteza significa possível perigo. Quando ouvimos um farfalhar no mato, é útil ver (com cuidado) do que se trata. O modo de luta ou fuga entra em ação até reunirmos as informações necessárias para saber se devemos lutar, se devemos fugir porque é um leão atrás do almoço ou se o sistema de alerta pode ser desligado porque era só alguém brincando de nos assustar. Os dados são alimento para o cérebro. O estômago ronca quando está vazio e nos leva a comer. O cérebro ronca de maneira parecida e promove a busca de informações até estar saciado.

Mais incerteza traz ansiedade. Quanto mais longe no tempo olharmos, tentando saber por exemplo como será a vida daqui a dez anos, mais buscaremos maneiras de nos sentir no controle.

Por isso, o planejamento pode nos tranquilizar tanto em dias comuns como em viagens a trabalho ou de férias. Ele funciona da mesma maneira que a procrastinação nos permite evitar a ansiedade. Assim, o planejamento pode andar de mãos dadas com o monitoramento: ambos nos dão a sensação de que temos mais controle sobre nós mesmos e sobre nossa vida.

Se planejamos e monitoramos em excesso os passos e a ingestão de alimentos, quando a questão subjacente que provocou esse comportamento se torna insuportável, o cérebro costuma desligar e entrar em modo de sobrevivência. É como o celular quando a bateria está baixíssima: mantém só o essencial funcionando. No corpo, o essencial são os hábitos, que gastam uma energia mínima. Ironicamente, é aí que nossos antigos hábitos alimentares voltam à tona.

FOME DE CERTEZA

Quando testo um novo tratamento, meço as mudanças desde antes do início (linha de base) até algum tempo depois (um ponto final determinado). A comparação dos métodos costuma ser chamada de "corrida de cavalos", porque queremos ver qual tratamento "vence".

Vamos fazer uma corridinha própria. O cavalo número 1 é a certeza. O número 2, a incerteza. Daqui a pouco conto por que estão correndo.

Se você me perguntar "Medir a quantidade de comida ingerida por dia é uma boa técnica para a alimentação saudável?" e eu disser "Depende", na escala de 0 a 10, até que ponto a resposta é satisfatória?

0 = muito insatisfatória: fico com vontade de arrancar esta página.

10 = muito satisfatória: entendo perfeitamente como a ciência funciona.

Agora, se para a mesma pergunta eu afirmar "Sim, ajudará muito a atingir sua meta", qual das duas é a resposta mais satisfatória? "Sim", é claro.

Esse pequeno experimento destaca uma característica importante do cérebro: ele é projetado para ter fome de certeza. Verdadeira ou não, a promessa de "sim, podemos prever o futuro, e você deve ir na direção X ou Y porque sabe o que vai acontecer" faz o cérebro galopar.

Suponha estar diante da possibilidade de seguir uma de duas dietas. A primeira diz: "Cerca de 20% das pessoas emagreceram e permaneceram magras por seis meses", enquanto a descrição da segunda é: "Em seis semanas você terá um corpo de modelo! Garantido!" É muito provável que você opte pela segunda. A certeza sempre ganha todas as corridas.

O seu cérebro gasta muito tempo e energia tentando reduzir a incerteza. Um dos modos é buscar a mesma informação várias vezes, até estar seguro de que X levará a Y. Quanta certeza você tem de que o sol nascerá no leste amanhã? Muita, não é? Por quê? Você já viu várias vezes com os próprios olhos. *Sabe* que será assim. Essa sensação de certeza é gostosa.

Na ciência, repetimos os experimentos várias vezes até termos certeza do resultado. É o que chamamos de razão entre sinal e ruído. Quanto mais vemos um sinal surgir do ruído, mais provável será prever o que acontecerá na próxima repetição. Se o sol nascesse no leste apenas 66% das vezes e alguém nos perguntasse onde nasceria amanhã, não poderíamos afirmar com segurança. Quanto menos certeza, mais queremos medir. A ambivalência e a certeza ativam redes cerebrais diferentes.

Lembra daquele farfalhar no mato? Se tivermos 100% de certeza de que é o som típico de um leão – ou de alguém tentando nos assustar –, saberemos exatamente o que fazer. O sentimento bom da certeza diz: "Temos informações suficientes, não é preciso medir de novo. Poupe tempo e energia."

MONITORAMENTO DAS ESCOLHAS

Sentir que não dominamos as circunstâncias externas (relações familiares, situações no trabalho) nos direciona para fatores que controlamos melhor. A percepção de que não temos controle de nós mesmos – estado de espírito, sentimentos, pensamentos – nos leva a buscá-lo. Como todos precisamos comer, a comida pode se tornar alvo natural da tentativa de controle, assim como os exercícios físicos.

É aí que o monitoramento da alimentação aparece e consolida sua reputação (pouquíssimo justificável) de salvador. Monitorar e medir o que comemos nos traz uma série de informações que prometem aliviar a sensação desagradável de incerteza. É o que acontece quando lemos as informações nutricionais do rótulo de um alimento. Verificamos exatamente quais são os ingredientes, em ordem decrescente de quantidade, qual é o teor de gordura, se o açúcar foi acrescentado ou é apenas parte natural dos ingredientes. Sabemos o que estamos comendo.

Monitorar a comida (calorias que entram) ou os passos (calorias que saem) nos dá a sensação de que estamos no controle. Decidimos comprar a torta com pouco carboidrato, fazemos as caminhadas. Para muitos, a pressão social por um peso ou uma aparência específicos leva a controlar o que comem. Para outros, a recompensa é a promessa de saúde. Também há pessoas que combatem o sentimento de não controlar a vida buscando algo estável, confiável, seguro sobre o qual tenham controle.[3]

Parecido com o equilíbrio entre buscar e aproveitar, a certeza diz ao cérebro que não é preciso caçar mais informações: "Pare de procurar, você já tem tudo de que precisa."

Não vou abordar aqui todas as nuances dos transtornos alimentares. Há muitos livros bons sobre anorexia e bulimia nervosas.[4] Mas quero destacar que, independentemente de onde se estiver nesse espectro, a sensação de controle pode ser tão compensadora que supera a fisiologia básica (por exemplo, os sinais de fome), a ponto de ser um risco para a saúde. De todos os transtornos psiquiátricos em mulheres jovens, a anorexia nervosa tem a taxa de mortalidade mais alta. Até a alimentação saudável pode se tornar tão obsessiva que entra no território dos transtornos. Chamamos esse comportamento de ortorexia, do grego *orthos*, que significa reto ou certo, e *orexis*, que significa apetite. Esse conceito ganhou muita visibilidade nas últimas décadas na internet.

MEDIR É UMA MULETA (QUE PROMETE CONTROLE)

Como nossos ancestrais faziam medições? Não havia balanças nem relógios. A duração do dia era determinada pelo nascer e o pôr do sol. A colheita de frutas podia ser comparada à do dia anterior. A fome dependia do volume do ronco da barriga.

---

[3] Não fiz uma pesquisa formal com pacientes do consultório, mas muitos que tinham grande excesso de peso apresentavam histórico de trauma sexual. Até hoje, o maior estudo que documentou essa relação foi o ACE (Adverse Childhood Experiences, experiências negativas na infância). Outros pacientes descrevem assédios constantes e muitas vezes agressivos na escola, no trabalho e em público. A incerteza de não saber como lidar com essas situações os levou a comer. Sem querer, descobriram que engordar muito lhes dava algum controle da situação. Uma paciente de 20 e poucos anos, depois de vários ataques sexuais na faculdade, conseguiu que os homens parassem de olhar para ela engordando mais de 100 quilos. Mais gordura, mais desdém. O trauma não é uma nota de rodapé; falaremos mais sobre ele adiante.
[4] Ver www.nationaleatingdisorders.org.

Hoje, subimos um degrau (ou cem) com nossas medições. Relógios atômicos dividem os segundos nos 9,2 bilhões de cliques do átomo de césio 133 (9.192.631.770, para ser exato), enquanto a balança mais sensível do mundo consegue medir a massa de uma única molécula de proteína (a unidade se chama zeptograma e pesa cerca de um bilionésimo trilionésimo de grama, 10^{-21} g).

Em menos de uma década, os avanços tecnológicos ofereceram sensores vestíveis e aplicativos de celular que acompanham o que e quanto comemos, quantos passos damos e se foram andando ou correndo, quanto tempo dormimos (e, supostamente, a qualidade do sono), nosso nível de glicemia, nossa pressão arterial e como nos sentimos. Estima-se que, em 2017, 2 bilhões de pessoas (25% da população mundial) adotaram aparelhos digitais para monitorar a saúde. Como sociedade, nos tornamos obcecados pela medição.

É provável que você consiga elaborar uma longa lista do que fez, faz ou poderia fazer para medir e monitorar sua saúde, como contagem de calorias, passos, peso, composição corporal, marcadores biológicos. No lado *low-tech*, ler rótulos das embalagens de comida ajuda a monitorar a ingestão nutricional. Mais monitoramento = mais dados = melhor.

Meu palpite é que todos sentimos que monitorar não é a solução mágica para emagrecer, deixar de petiscar no modo automático ou mudar a relação com a comida. Por quê? Ao entender melhor seu cérebro, provavelmente você mudará a relação com a medição e o monitoramento da comida, e da vida em geral.

Viciados em medição

O cérebro usará todos os truques em troca de guloseimas. Um deles é o chamado viés de conclusão, associado à satisfação de terminar uma tarefa. Vemos no aplicativo que demos 9.954 passos e o círculo da boa forma não se fechou. O cérebro fica inquieto, a dopamina começa a disparar e insiste para entrarmos em ação. O desejo de conclusão é bem parecido com o de comida. Então nos levantamos, andamos, chegamos aos 10 mil passos e fechamos o círculo. O monitor nos dá os parabéns. Gatilho: perceber que estamos quase cumprindo a meta. Comportamento: ir e fazer! Resultado: uma descarga de dopamina (e só). Delícia.

Na maior parte do tempo não sabemos quando cruzaremos a linha de chegada dos 10 mil passos. O elemento surpresa é um bônus para o cérebro: acrescenta mais descargas de dopamina que deixam o aprendizado mais difícil na hora de reforçar comportamentos imprevisíveis mas positivos. É o chamado reforço intermitente, porque obtemos recompensas aleatórias: não sabemos quando começarão os fogos de artifício. Por isso os caça-níqueis são atrativos: não sabemos quando vamos ganhar e isso nos faz voltar.

Esse não é o mesmo processo que leva à formação de hábitos e até dependências? Sim, esse tipo de recompensa aleatória é o mais viciante.

A definição simples de dependência é: uso continuado apesar das consequências adversas. É possível se tornar dependente até de comportamentos que começam inocentemente como bons para a saúde, mas, levados a extremos, nos roubam a vida. Nesses casos, a medição se encaixa muito bem.

O paradoxo de medir

Começo meu curso "Atenção plena na medição", de um semestre na Universidade Brown, pedindo que os alunos relacionem tudo que medem no dia. As listas incluem do tempo para se arrumar pela manhã à velocidade do carro. Depois escrevo no quadro: "Quando uma medida se torna um alvo deixa de ser uma boa medida."

Essa é a chamada Lei de Goodhart. Em 1975, o economista britânico Charles Goodhart afirmou que "qualquer regularidade estatística tende a colapsar ao ser pressionada com o propósito de controlá-la".

A tendência ao excesso na medição da comida e dos exercícios é um exemplo perfeito da Lei de Goodhart. Estamos tão ocupados contando passos ou calorias que não ouvimos o corpo. Quando ficamos obcecados pelo monitoramento, nos empolgamos com os números e podemos até comer mais alimentos industrializados só porque são mais fáceis de medir. Quando contamos calorias temos a sensação de controle.

Na reportagem do jornal *The Guardian* intitulada "Um passo longe demais? Como os aplicativos da boa forma dominam a vida", James Tapper entrevistou um homem que ficou obcecado pela contagem de passos. Embalado pela ideia popular de que dar 10 mil passos por dia é bom para a saúde física, Martin Lewis extrapolou e deu em média quase 25 mil passos por dia. "Se eu só der 10 mil, não fico satisfeito. É uma obsessão", admitiu.

A psicóloga do esporte Josie Perry, também entrevistada na reportagem, citou um estudo que fez com atletas lesionados. "Uma participante foi correr junto ao rio em uma manhã linda. Amou cada segundo. Voltou, enviou o tempo para o aplicativo e viu que o irmão tinha corrido um pouco mais e que uma amiga tinha sido mais rápida. Sentiu-se um fracasso, a alegria sumiu."

De onde vem a alegria? Criamos a coceira e depois nos sentimos bem quando coçamos. Esse sistema externo de recompensa e a ilusão de controle afastam nosso foco do corpo. Ignoramos alertas como fome e saciedade. Não prestamos atenção nos alimentos satisfatórios comparados aos que nos fazem querer mais. Ignoramos o cansaço, a dor e outros sinais de que estamos nos exigindo demais. Ficamos concentrados na sensação de controle.

Assim como comemos por desejo e não por fome, ignoramos as mensagens internas que dizem "Você está se exercitando todos os dias há um mês direto. Esqueça a série! Vamos tirar um dia de folga". Como desejamos a recompensa pelo cumprimento da meta, confiamos mais na métrica e nos números do que em nossa experiência real. Quanto mais nos concentramos em peso, calorias ou passos, mais nos desconectamos do corpo. A medida se torna o alvo, e assim perdemos a meta.

Esse é apenas o lado corporal da equação. Como ressaltam Martin Lewis e todo mundo que não consegue evitar subir na balança todas as manhãs, monitorar e cumprir metas pode se tornar uma obsessão rapidamente. Além disso, qualquer medição dá à mente material para um julgamento. Raramente nos dizemos: "Parabéns, você cumpriu a meta!" É muito mais comum, principalmente quando as redes sociais nos apontam que todo mundo está indo bem, nos culparmos e nos envergonharmos por não sermos melhores. Tentados pela guloseima do controle, ficamos presos em ciclos que nos dão vontade de nos entregar ainda mais às delícias proibidas.

O pior é que, quando não cumprimos a meta, nos julgamos e nos sentimos mal, o que provoca mais ingestão emocional. Ao cultuarmos os ídolos da contagem de calorias e outras métricas, pioramos a situação, em vez de procurar medidas gratuitas e confiáveis como a sabedoria do corpo.

Quanto mais obstáculos colocamos entre o cérebro de sobrevivência e as escolhas alimentares, piores essas escolhas serão. No Capítulo 11 veremos o que acontece quando perdemos a conexão entre o cérebro e o corpo.

O DESAFIO DOS 21 DIAS

PARTE 1
MAPEIE OS CICLOS DE HÁBITOS: DIAS 1 a 5

Mudar os hábitos alimentares é difícil. Para alguns, pode parecer a maior dificuldade da vida. Para outros, soa impossível. "Sem chance. Não consigo. Fracassei tantas vezes que nem vou tentar mais." Sim, insistir em um sistema preparado para fracassar sempre dará errado.

Se você já assistiu aos filmes *Missão impossível* ou ao seriado original da TV, sabe que todos têm um tema em comum: o que vamos lhe pedir parece impossível. A escolha é sua. Você pode recuar agora, se quiser (mas é um filme sobre caras do bem que conseguem o impossível, portanto você não vai recuar). É como a frase famosa que você já deve saber de cor: "Sua missão, caso você decida aceitar, é..."

Eu não lhe pediria para tentar algo impossível. Mas *convidaria* você a parar de repetir "não consigo" e entrar na fase "aprendi muito sobre o funcionamento do cérebro e talvez possa usar isso a meu favor". Quando trabalho com pacientes ou pessoas que seguem nossos programas, antes de convidá-los a experimentar algo novo tento animar um pouco o clima dizendo: "Sua missão, caso decidam aceitar, é..."

O que estou prestes a propor daqui para a frente depende de duas características que todos temos: curiosidade e generosidade. Vou ajudar você a desenvolvê-las ao longo dos capítulos. Não peço nada impossível.

Se decidir aceitar, sua missão será tripla. Seja curioso e generoso consigo mesmo. Desafie-se a pensar diferente ou a encarar a mudança de hábitos que parecia impossível. Ao longo de três semanas, leia atentamente um capítulo por dia e faça as práticas propostas. É possível.

Evidentemente, cada um pode definir seu ritmo de leitura. Algumas pessoas acham útil ler o livro até o fim para ter uma ideia completa. Depois, retomam cada capítulo diário e fazem as práticas. O importante é descobrir o modo mais proveitoso de digerir os conceitos e aplicá-los. Se um dia de cada vez parecer dar certo, ótimo. Se em algum caso forem necessários mais dias, uma semana ou até mais, tudo bem. A experiência é fundamental para a sabedoria.

Pelo caminho, verifique se você está adotando o hábito de querer que a situação mude mais depressa. Confira as expectativas e verifique até que ponto consegue abandoná-las. Concentre-se na missão: mudar sua relação com o comer, e criar e reforçar uma relação diferente consigo mesmo. Missão possível.

CAPÍTULO 4

Dia 1: Seja bem-vindo ao Desafio dos 21 Dias

Meu momento eureca no consultório em 2014 foi perceber que quem luta contra padrões alimentares não saudáveis precisa conseguir interromper seus ciclos de hábitos e reaprender a prestar atenção no corpo e na mente. Para isso, deve emparelhar informação e experiência. Trata-se da única maneira de desenvolver a sabedoria que permitirá avançar. Mapear as pedras do caminho ajuda a não escorregar, tropeçar ou se perder.

É comum que novos inscritos no programa Eat Right Now me procurem querendo saber quanto tempo levarão para emagrecer ou parar de comer bobagens à noite. Costumo perguntar há quanto tempo estão no programa e desde quando têm aquele hábito. Em geral, as respostas sobre o padrão alimentar vão de trinta a cinquenta anos (sem exagero). Uma pessoa chegou a dizer *setenta* anos. Deixo que eles escutem bem o que acabaram de dizer, como "Faço isso há anos e estou no programa há duas semanas". Uma voz na cabeça insiste: "Por que não é mais rápido?" Em geral, é necessário ouvir a própria impaciência.

Se sua mente funciona assim, seja paciente consigo mesmo (daqui a pouco darei algumas dicas para isso). Não importa o que seu cérebro disse; esses hábitos não são culpa sua. Se não mudou completamente seus hábitos alimentares até o Dia 11, não entre em pânico. Dê algum tempo a si mesmo. O Desafio dos 21 Dias é para reiniciar o sistema, não para esvaziar o disco rígido. Você aprenderá a buscar e até a gostar da vida com uma relação boa com a comida, mas essa reprogramação de hábitos pode demorar um pouco. Nada se comparado ao tempo que você mantém os hábitos atuais. Para se adaptar ao mundo com rapidez, o cérebro é programado para aprender depressa. Uma vez assimiladas, essas técnicas vão perdurar.

"Vinte e um dias para mudar um hábito... já ouvi falar nisso?" Provavelmente. Tudo começou em 1960, quando no livro *Psicocibernética* o cirurgião plástico Maxwell Maltz observou que seus pacientes levavam cerca de 21 dias para se habituar ao rosto novo e que as pessoas amputadas demoravam mais ou menos o mesmo tempo para se recuperar da perda do membro. O especialista estava falando de mudança da autoimagem, mas a internet passou a considerar 21 dias tempo suficiente para mudar quase tudo, inclusive os hábitos.

O fato é que não existem muitos estudos, menos ainda bons, sobre o tempo necessário para abandonar um hábito inútil ou formar um hábito proveitoso. Depende do hábito, dos genes da pessoa, do ambiente, dos determinantes sociais. Uma equação complexa que é muito difícil estudar cientificamente.

Não determinamos os genes herdados. Em geral, não controlamos nosso ambiente social. Para alguém com poucos recursos financeiros, por exemplo, é mais fácil falar do que ter magicamente a chance de cozinhar de modo saudável. Mas temos algum controle sobre a mente. Pesquisas de meu laboratório constataram que os hábitos alimentares podem ser alterados relativamente rápido.

Mas não vou garantir nada em termos de tempo ou resultados. Você já aprendeu bastante sobre o funcionamento da mente. O que posso prometer é que saberá usá-la a seu favor.

Por que escolhi 21 dias? No desenvolvimento da terapêutica digital, descobri que três a quatro semanas é um bom período para transmitir o conteúdo central dos programas e o que é preciso saber para mudar a relação com a comida. É possível equilibrar conceito e experiência: pequenas porções de informação e práticas regulares. Com informações demais, a pessoa se intimidaria e até se sentiria sobrecarregada. Que graça teria um desafio de 634 dias?

Com a pesquisa qualitativa e os anos de observação de grupos alimentares – funcionando mais como treinamento do que como apoio –, compreendi que há um processo específico para mudar nossa relação com a comida que pode ser decomposto em três partes:

Parte 1. Mapear nossos padrões e ciclos habituais de comer.
Parte 2. Mudar no cérebro o valor de recompensa dos comportamentos alimentares.
Parte 3. Encontrar comportamentos mais compensadores.

Essas partes também são um guia útil e marcos na jornada da mudança. Pense nos 21 dias como o desmembramento das partes em etapas práticas e viáveis que levarão você a uma nova relação com a comida, com o ato de comer e consigo mesmo.

Esse processo não exige QI 200, diplomas, habilidades especiais ou um gene raro. Não é preciso ter aparelhos caros, nem mesmo um aplicativo. Basta a disposição para cultivar algo importantíssimo que todos temos: consciência. Podemos ampliar nossa consciência quando abrimos o coração e liberamos a energia que gastamos julgando, censurando ou duvidando de nós mesmos. A generosidade tem a enorme função de nos ajudar a abandonar hábitos alimentares inúteis e a parar de nos castigar quando sentimos que fracassamos. Mais adiante analisaremos o papel da autogenerosidade/autocompaixão como fator fundamental do caminho. Por enquanto, pensemos que a generosidade é fundamental para que a consciência nos ajude a aprender. Uma depende da outra.

Às vezes parecerá muito difícil prestar atenção e ser generoso consigo mesmo. Pode soar frustrante e até antinatural. Não se preocupe, porque você vai aprender. E, se estiver à altura do desafio, aprenderá a aproveitar o cérebro em seu favor.

DEFINA SUA META

Dia 1: Qualquer trajetória que valha a pena precisa de um destino. Defina sua meta: para onde e até onde você vai. Pergunte-se qual é sua intenção: por que isso é importante? Esse desejo é uma resposta a estímulos externos (como se encaixar em determinado padrão social) ou internos (autocuidado)?

Por que é importante mudar? Que desejos a dificuldade com a comida o impede de realizar? Qual é a importância de embarcar nessa jornada? O que você gostaria que acontecesse após mudar seus hábitos alimentares? Vamos falar em metas do desafio. Veja algumas escolhidas por pacientes:

- Gostar de alimentos saudáveis.
- Comer quando sentir fome e parar quando estiver saciado.
- Ter saúde, independentemente do meu peso ou do tamanho do meu corpo.
- Sair do clube do prato limpo, ou seja, não comer só porque ainda há comida no prato; parar ao estar saciado.
- Parar de petiscar sem pensar.
- Cuidar das emoções (e de si) sem comida.
- Comer com intenção, não por compulsão e/ou impulso.

Qual é a meta de seu desafio? Escreva-a em um caderno. Avalie se pode ser inspiradora, sustentada com leveza. Segurar um filhote de passarinho com as mãos em concha para dar apoio é bem diferente de apertar os dedos na esperança de que ele não vá embora. Quando se sentir perdido, irritado ou derrotado, volte à meta para relembrar por que você aceitou o desafio. Está se forçando a algo por hábito? Respire fundo e pense em sua intenção ou aspiração como um modo de ajudá-lo a se abrir novamente à jornada em si.

Se você tem uma grande lista de metas, saiba que não está sozinho. Escolha uma ou duas para começar. Após entender os conceitos centrais e fazer progressos, aplique-os a outras. Ter diversas metas ao mesmo tempo aumenta a probabilidade de engasgar, não digerir direito nem obter nutrição.

No seu caderno de meta(s), liste abaixo de cada uma as tentativas que você já fez para alcançá-la. Avalie o esforço necessário (0 = nenhum esforço; 10 = esforço demais). Depois classifique o esforço em agradável ou desagradável (0 = tortura, deveria ser proibido; 10 = maravilhoso, deveria ser engarrafado e vendido como cura milagrosa). Mais adiante você aprenderá qual esforço é necessário fazer para controlar seu modo de comer ao trabalhar com o cérebro.

CAPÍTULO 5

Dia 2: Estabeleça a linha de base

Como Jacqui criou seus hábitos alimentares? No início da vida, o córtex orbitofrontal de Jacqui aprendeu que, se ela restringisse o que comia, poderia avançar rumo à meta: ser magra como Gwyneth Paltrow. Restringir é compensador. Além disso, quando está triste, o cérebro de Jacqui sugere, inutilmente, que a comida vai distraí-la de seus sentimentos. O córtex orbitofrontal aprende que estar adormecido é melhor do que se sentir mal, e Jacqui acaba alternando restrição e compulsão. Esse equilíbrio vai ficando mais difícil conforme ela passa com mais frequência da restrição à compulsão. O hábito se instala e leva Jacqui a manter essa rotina, até a perda de contato consigo mesma. Esse padrão se torna a linha de base de sua existência cotidiana.

Jacqui ergueu os alicerces da sua linha de base adulta quando começou a usar regras alimentares, por volta dos 12 anos. "Eu observava as regras da minha mãe para a comida. Ela sempre fazia alguma dieta da moda. Depois, vinha a compulsão e comia sem parar. Eu achava que os alimentos ruins é que me engordariam. Salada e queijo cottage eram os positivos. Além disso, ingerir porções cada vez menores também era bom."

A história de Jacqui é a de quem comeu as emoções, se restringiu, teve compulsão, fez dieta-ioiô e se condenou pela aparência ou pelo que comia. Quem já se sentiu fraco, preguiçoso, inferior, envergonhado ou julgado ao andar pela rua se identificará com esse relato. Os "fracassos" de Jacqui mostram que a sociedade sabe pouco sobre como o cérebro e o corpo funcionam.

Jacqui me contou que começou a usar nosso programa Eat Right Now porque queria "ser muito magra". A vida inteira se contorceu para usar manequim 34. Esse tamanho só faz sentido em uma cultura que defende que as mulheres devem ser vistas, não ouvidas, e não ocupar espaço.[5] Como muitas outras mulheres, cada vez que "fracassava" ela sentia que havia feito algo errado e intensificava a dieta. Chegou a pensar que seria assim para sempre.

Fico contente de dizer que sua história tem final feliz – uma jornada contínua que lhe proporciona felicidade real enquanto aprofunda sua sabedoria sobre como a mente e o corpo funcionam e se permite trabalhar com eles ("quilos de compaixão"). O mais importante é que se trata de uma história de esperança. Jacqui não é diferente de você nem de ninguém. O que conseguiu foi despertar para a capacidade inerente de consciência e generosidade e usá-la com as ferramentas que aprendeu. Começou identificando onde estava, sua linha de base no padrão de comer e enfrentar os problemas comendo.

Você também pode se libertar do ciclo em que se encontra.

ESTABELEÇA A LINHA DE BASE

Antes de resolver um problema, é preciso identificá-lo. Como vimos no Capítulo 3, os pesquisadores estabelecem uma linha de base para avaliar as mudanças dos participantes de experimentos em resposta a diversos estímulos. Então, escreva os destaques da sua história com a alimentação, sem pular etapas.

Algumas perguntas para ajudar você nessa tarefa: Quais são suas lembranças mais antigas de comida? Qual era seu prato favorito quando criança? Estava associado a momentos específicos, como férias ou aniversários? Qual era a sensação emocional em torno de comer? Havia sempre muita co-

---

[5] A noção de que as mulheres são invisíveis se aplica ainda mais às mulheres gordas. Historicamente, com raras exceções, elas não são representadas na mídia (isso vem mudando aos poucos). A mensagem transmitida é de que as gordas não merecem ter suas histórias contadas, que sua vida tem menos significado, etc.

mida? Seu pai ou sua mãe sofria por comer em excesso? Você foi humilhado por ser gordo (ou magro) na infância? Seu peso variou muito na adolescência? Em algum momento você não gostou de sua aparência? Precisou adotar uma alimentação especial por ter alergias ou para melhorar o desempenho nos esportes? Houve momentos em que sua relação com a comida mudou? Você alterou seu padrão alimentar após marcos como namoro, casamento, parto, criação dos filhos? Quais são seus hábitos alimentares atuais?

CAPÍTULO 6

Dia 3: Identifique seus ciclos de hábitos alimentares

No começo deste livro, apresentamos informações sobre o funcionamento da mente e a formação de hábitos. Esses conceitos podem ser resumidos em três aspectos: **por que, o que** e **como** comer.

Por que se refere ao desejo acionado que nos leva a comer. Por que vou procurar um petisco agora? *Porque estou com vontade de comer aquele petisco.* Ingerir alimentos quando estamos com fome é bem diferente de comer por estresse, tédio ou hábito.

O que é o tipo de alimento que consumimos. Alimentos ricos em açúcar ou carboidratos simples afetam o cérebro de maneira diferente dos mais nutritivos, não importa o sabor.

Como é a maneira de comer. Engolir um sanduíche no almoço ou comer batata frita sem pensar vendo televisão ou mexendo no celular, em vez de se sentar à mesa para uma refeição adequada, afeta a percepção de saciedade.

Quanto menos prestamos atenção nesses fatores – por que, o que e como –, mais provável é desenvolvermos padrões alimentares pouco saudáveis.

Essa era minha hipótese sobre a dificuldade de meu paciente Jack. As conexões do cérebro de sobrevivência tinham se cruzado com as emocionais. Comer não servia apenas para obter energia e alimentar o cérebro e os sistemas do organismo. Estavam em jogo o estado de espírito, o tédio, a alta permissividade e muito mais. Movido por um desejo intenso, ele comia estando ou não com fome. Fossem petiscos de milho, macarrão, sorvete ou pão, ele estava na lógica "viu comida, comeu".

Na primeira consulta, de posse de todas as informações necessárias sobre sua saúde, expliquei a ele como os hábitos alimentares se formam por meio do aprendizado por reforço.

Escrevi GATILHO → COMPORTAMENTO → RESULTADO/RECOMPENSA. Depois, mapeei o ciclo daquele hábito.

Gatilho: Ver *corn nuts*.
Comportamento: Comer *corn nuts* sem pensar.
Resultado: Satisfazer a vontade.

Pode ser difícil registrar o efeito de um comportamento alimentar automático justamente porque não estamos prestando atenção. Voltaremos a essa questão importante no Capítulo 8.

No caso de Jack, mapeamos juntos outros ciclos de hábitos alimentares. Sua paixão por macarrão o fazia comer demais nas refeições. O hábito dos *bagels* era provocado pelo contexto: ele comia um na loja e mais dois a caminho de casa não porque estivesse com fome, e sim porque eram gostosos. A depressão provocava o hábito de "se sentir melhor com comida". Depois discutimos como ele estava preso ao processo de aprendizagem baseado em recompensas. Cumpria todos os quesitos do comer emocional – associações entre comida e estados de espírito alegre ou triste – e do comer habitual. Como sinal de descontrole, mesmo após se sentir mal com o excesso, fazia tudo de novo.

Jack parecia aliviado ao entender como sua mente funcionava. Chegar ao âmago da questão é surpreendentemente simples, mas muito intenso. Já na primeira consulta ele começou a ver que seus pensamentos e emoções estavam em rota de colisão. Percebeu que os comportamentos alimentares eram forças poderosas e que o resultado estimulava os ciclos.

No fim da consulta, dei a ele uma tarefa simples: mapear os ciclos dos seus hábitos alimentares. Pedi que começasse a escrever os gatilhos (por que), o comportamento ao comer (o que) e o resultado obtido. Era importante que ele relacionasse ao seu cotidiano o que tínhamos mapeado.

Em outro exemplo desse mapeamento, um dos usuários do Eat Right Now publicou em nosso grupo de conversa:

Recorro à comida para evitar, encobrir ou me distrair de emoções desconfortáveis como raiva, tristeza ou inquietação. Quem quer sentir isso?

Gatilho: Sentimento desconfortável.
Comportamento: Comer algo que alivia temporariamente o sentimento.
Resultado: Além de continuar com o sentimento desagradável, ter a dor de cabeça relacionada ao açúcar! Fiquei preso nesse ciclo de tentar fugir dos sentimentos difíceis com comida, mas não dá certo.

A pessoa entende que o hábito não é muito compensador. Esse é o segredo. Você saberá mais sobre isso na Parte 2 do livro. Agora vamos dar uma olhada em outro caso de mapeamento bem-sucedido.

Rob, que buscava ajuda por problemas de ansiedade, na primeira consulta começou a mapear alguns de seus ciclos de hábitos de pânico. Sua tarefa para casa era mapear outros ciclos de hábitos ligados à ansiedade. Na consulta seguinte, ele entrou menos ansioso e logo contou alegremente que tinha perdido seis quilos.

Emagrecimento não estava na pauta. Mas ele explicou o que tinha acontecido: nos exercícios, descobriu que a ansiedade o levava a comer. Só que não funcionava. Na verdade, saber que tinha problemas de saúde relacionados ao peso o deixava mais ansioso. Gatilho: ansiedade. Comportamento: comer. Resultado: mais ansiedade.

Isso costuma acontecer com o exercício de mapeamento de hábitos. Algumas pessoas passam a vida inteira sem saber como a mente funciona. É como se cambaleassem em uma sala escura, dando topadas em objetos. Parecem não se lembrar de onde eles estão para desviar e parar de tropeçar. Mapear esses ciclos de hábitos é como acender a luz. Fica muito mais fácil se orientar vendo onde os objetos estão. Com Rob foi assim. Ele passou cerca de trinta anos ansioso, sem saber por que e sem conseguir resolver a situação. Depois de alguns minutos de mapeamento da mente, encontrou o interruptor. Não precisou de força de vontade.

O mapeamento não opera nenhum tipo de milagre. Simplesmente o ato de dar nome aos ciclos de hábitos é poderosíssimo.

EVITE A ARMADILHA DO PORQUÊ

Ao começar a mapear seus ciclos de hábitos, pode ser tentador querer ir mais fundo. Talvez você deseje saber por que recorre à comida para alimentar uma necessidade emocional ou não consegue "apenas dizer não" a um chocolate às três da tarde todos os dias. Ao se lembrar de filmes e séries em que pessoas analisam sua infância em divãs de terapeutas, você pode se perguntar se deveria ir mais fundo nas questões emocionais. A resposta é não. Para romper um ciclo de hábitos você não precisa desenterrar os traumas da infância.[6] Basta começar identificando esse ciclo. Entender que o histórico da infância contribui para os hábitos pode ser proveitoso, mas não muda comportamentos. E quem não tem vontade de mergulhar no passado não precisa fazer isso quando aprende a trabalhar com os ciclos de hábitos.

Apenas três elementos – gatilho, comportamento e recompensa – são capazes de reforçar um comportamento. As fórmulas de Rescorla-Wagner que calculam o valor da recompensa e determinam com exatidão a mudança dos hábitos não incluem "infância" como variável. (Lembrando que há nuances. Voltaremos a esse assunto.)

Muitos pacientes travam porque tentam resolver, consertar ou evitar o gatilho. Sim, nossa história é importante, porque configurou de forma significativa quem somos, para o bem ou para o mal, mas o porquê simplesmente provoca um comportamento habitual. Ele põe a roda em movimento, mas não a dirige.

Mapear os ciclos de hábitos em torno da comida não exige um mergulho profundo na psique. Reunir informações suficientes sobre si mesmo e aprender algumas técnicas de regulação emocional, explicadas mais adiante

---

[6] É claro que há mais nuances do que sim/não. Mais adiante, vou falar sobre como separar e trabalhar com hábitos estabelecidos em função de traumas e como incorporar o que você aprende aqui.

neste livro, é o mais longe que você precisa ir para mudar hábitos. Assim como se você estivesse em uma trilha não precisaria ser botânico nem conhecer o nome científico de cada espécie de árvore para se situar – bastaria reconhecer "Essa é a árvore de tronco torcido que vi na vinda" ou "Aqui viro à esquerda para chegar ao rio" –, não precisa saber que neurotransmissores promovem um pensamento.

Aprender que a dopamina está envolvida no processo de aprendizado *pode* levar a uma pequena descarga desse neurotransmissor, mas você não precisa saber disso para aprender nada. Ter conhecimento de que as descargas de dopamina provocam certa excitação e podem conduzi-lo a determinada direção (desejos incansáveis) ajuda a ficar de olho no momento em que o cérebro quer arrastá-lo por um caminho ao qual não quer voltar. Isso é proveitoso. É o que mantém você no rumo certo.

Tentarei garantir que você receba todas as informações necessárias. Depois explicarei como usar esse aprendizado para confiar mais em si mesmo.

Assim, em vez de martelar "Por que isso está acontecendo?", comece a mapear sua mente quando ela estiver envolvida num hábito. Qual é o gatilho? Qual é o comportamento? Qual é o resultado?

IDENTIFIQUE SEUS CICLOS DE HÁBITOS ALIMENTARES

Procure mapear seus hábitos alimentares ao longo do dia. Acesse www.mapmyhabit.com (você será direcionado para meu site, drjud.com, em inglês), onde encontrará um pdf do mapeador de hábitos para baixar e começar a anotar. Ou pegue uma folha de papel em branco, escreva os três componentes e comece a mapear seus ciclos de hábitos. Mapeie cada vez que comer. Qual foi o gatilho? Qual foi o comportamento ao comer (petiscar sem pensar, comer por estresse/emoções, comer demais, etc.)? Qual foi o resultado (brevemente aliviado, estufado, letárgico, desapontado, envergonhado, etc.)? Os gatilhos podem ser simples como "estava entediado" ou "sobrevivi ao dia" ou complicados como o pesar prolongado de perder uma pessoa amada ou terminar um relacionamento. Se não tiver tempo de mapear cada ocorrência em tempo real, recapitule o dia antes de dormir e preencha tudo junto.

Sugiro reservar o tempo necessário para esse processo de mapeamento da mente antes de continuar. Algumas pessoas podem precisar apenas de um dia para começar a ver por que (gatilho), o que e como comer (comportamento). Talvez seja fácil mapear os gatilhos, comportamentos e resultados pelo caminho. Ou alguns ciclos de hábitos serão óbvios, enquanto outros estarão enterrados e só aparecerão quando você estiver pronto para vê-los.

Como conheço um pouco a natureza humana e sei que queremos chegar o mais depressa possível à solução, deixo aqui um aviso: SE VOCÊ CORREU E LEU O LIVRO TODO POR COMPULSÃO, marque esta seção para voltar quando chegar à última página e sentir que não encontrou o que procurava.

A mudança não é um exercício intelectual. A sabedoria só vem com a experiência direta. Não apresse o processo de mapear a mente.

CAPÍTULO 7
Dia 4: Escute a sabedoria do corpo

Uma das maiores dificuldades para romper os ciclos de hábitos é que somos péssimos em nos escutar. No conto "Um caso doloroso", de 1914, James Joyce conta que o Sr. Duffy, o personagem principal, "vivia a pequena distância de seu corpo". Não consigo pensar em uma descrição melhor da condição humana moderna. Parece que vivemos separados do corpo, que o tratamos como um robô de carne cujo único propósito é carregar o cérebro.

Isso nos mantém presos a antigas rotinas e, mais importante, torna dificílimo escutar o corpo e aprender com o que ele tenta nos dizer.

O corpo é uma supervia de informações que manda mensagens de todos os tipos para o cérebro. Pense nas diversas maneiras como ele avisa o que está acontecendo, tanto no mundo a seu redor quanto dentro de você. Os cinco sentidos nos permitem navegar no tempo e no espaço. Temos neurônios olfativos ativados pelos odores presentes no ar. Fundamentais para o olfato, eles são os únicos que têm passagem direta até o cérebro, pela placa cribiforme. Contamos com papilas gustativas especializadas na língua, no interior da bochecha e até no esôfago. Elas interagem com substâncias e elementos das comidas e bebidas e nos devolvem os cinco elementos da percepção de sabor: salgado, azedo, amargo, doce e umami (palavra emprestada do japonês que pode ser traduzida como "sabor gostoso e agradável").

Os órgãos têm maneiras especiais de monitorar nosso interior, da bexiga cheia ao estômago vazio. Quase todos esses receptores funcionam de maneira bem parecida com o aprendizado por reforço. Eles dão feedback. O corpo precisa sentir a concentração de oxigênio, dióxido de carbono e outras substâncias no sangue. Se o nível de dióxido de carbono estiver alto demais, parte do tronco encefálico – a área ventrolateral da medula oblonga – manda o cérebro acelerar um pouco a situação, deixando a respiração mais acelerada e/ou profunda. Na ingestão de algo muito quente ou apimentado, ela também pode ficar mais rápida, dessa vez pela mensagem de "fogo na boca". Quando a bexiga está cheia, a sensação desconfortável nos avisa que é hora de ir ao banheiro.

Mesmo assim, ignoramos constantemente as mensagens do corpo. São 23h30 e estamos assistindo ao fim de um episódio de nosso seriado favorito. A Netflix ou a Amazon põem o próximo capítulo automaticamente na fila, e seu córtex orbitofrontal tem de decidir o que fazer. O corpo diz: "Você está bocejando, as pálpebras estão pesadas. De quantas maneiras preciso mandar desligar a TV?" Ir dormir seria o passo correto para o cérebro de sobrevivência. Mas quando estamos no modo de pouca energia não conseguimos acessar essa parte lógica, e o modo hábito entra em funcionamento. Ouvimos a voz que diz: "Você ficou acordado até tarde ontem e está tudo bem. Só mais um episódio, vai!"

Rob, o paciente que tinha ansiedade e ataques de pânico desde sempre, explicou: "Nos meus primeiros quarenta anos de vida, eu odiava meu corpo e fazia de tudo para evitá-lo." O feedback é tão poderoso que Rob não tinha espelho em casa para não ter de se ver. Longe de ser uma solução, essa decisão é um exemplo de um macete de curto prazo que ajuda a evitar temporariamente a questão maior da culpa, da vergonha e/ou do ódio por si mesmo, potencialmente muito tóxicos.

Podemos nos sentir culpados por algo que aconteceu quando éramos crianças, adolescentes ou jovens adultos, mesmo que estivesse fora do nosso controle. Isso pode alimentar ciclos de culpa/vergonha de quem somos. Esses ciclos se fortalecem quando se retroalimentam. Assim como no caso da paciente que aprendeu que engordar evitaria assédios indesejados dos homens, ou nas experiências de Jacqui e Rob, podemos aprender a comer para nos tranquilizar. Mas, também como para Jacqui, Rob e muitos outros, isso pode causar mais vergonha de nossa aparência e de quem somos e gerar culpa porque não interrompemos esses padrões alimentares e não emagrecemos. Nossa autopercepção se envolve injustamente em nossa aparência (e no que a sociedade espera dela). Tentamos renegar o corpo de todas as maneiras. Perdemos o contato com ele e com nós mesmos.

Uma pessoa da comunidade Eat Right Now escreveu que seu corpo não lhe era familiar e que nunca se sentiu "em casa" dentro dele. Outros membros disseram que se sentiam desconectados e sem controle, sem perceber sinais corporais significativos.

Como vimos na Parte 1, somos programados para nos aproximar das experiências agradáveis e evitar as dolorosas. Ao tocarmos sem querer no fogão quente, afastamos a mão sem pensar. O corpo é tão maravilhosamente projetado para nos manter em segurança que a mensagem "ai, está quente" nem precisa chegar ao cérebro para os músculos se contraírem e afastarem a mão do fogão. Os neurônios sensoriais dos dedos disparam um sinal que, na medula espinhal, é retransmitido para os neurônios motores do braço; pronto, nos mexemos antes mesmo de sabermos o que aconteceu. O cérebro chega depois, avalia a situação e conclui que o fogão estava quente.

Com frequência olhamos para fora em busca de informações sobre o que acontece no corpo. Assim como consultamos a internet para saber se está chovendo em vez de olhar pela janela, esperamos que os aplicativos nos digam se deveríamos estar com fome. Ficamos presos à tentativa de seguir planos alimentares ditados por "especialistas" ou "gurus", o que só nos distancia mais do corpo. Dobramos a aposta em dietas ou tendências da moda e depois nos castigamos por não as seguir. Conheça agora um exemplo de até onde isso pode ir.

A HISTÓRIA DE ANNE

Anne tinha 50 e poucos anos quando procurou meu grupo de alimentação na Faculdade de Medicina. Ela descrevia muito bem suas experiências com a comida. Tinha talento para articular o que todos vivenciavam, a ponto de que no fim de uma história, além de concordarem, todos na sala pareciam prestes a pular de entusiasmo. Como naqueles filmes em que a plateia pula e grita após alguém fazer um discurso empolgante.

Um dia Anne contou como passou décadas no que descreveu como prisão – que ela construiu e na qual se trancou. Era a prisão da *comida*.

A mãe de Anne era repórter das revistas *Time* e *Life* e cozinheira gourmet. Perfeccionismo era o nome do jogo, e a mãe de Anne era técnica *e* árbitro. Queria que a filha fosse a melhor pessoa possível quando crescesse e chegava a determinar que reescrevesse as redações da escola em que havia tirado nota B (a máxima era A). Queria Anne perfeita antes de dar o passo seguinte.

Anne absorveu o perfeccionismo como um modo de controlar a vida. Com 20 e poucos anos, começou a engordar. Voraz por conhecimento, passou a ler diversos livros sobre alimentação.

Criou uma lista de regras, composta dos típicos "mocinhos" e "vilões": coma isso, não coma aquilo. "Cheguei a ter uma lista de 74 alimentos", disse. "Nada de óleo, sal, açúcar, fast-food, e tudo precisava ser preparado em casa."

Controlava cada garfada, ingeria exatas sete amêndoas às 11 da manhã, pesava a salada de couve, fugia do açúcar... até perder todo o controle. Sem permissão para ter junk food em casa, comia maionese direto do vidro com uma colher (às vezes com fatias de peito de peru enroladas). Quando passou a ganhar seu próprio dinheiro, pegava as caixas de sucrilhos e os pacotes de macarrão ("Tinha que ser de farinha branca") que havia escondido e "comia o mais depressa e *sempre* o mais distraída possível". Esse descontrole fez Anne se sentir muito envergonhada.

Ela passou décadas distanciada do próprio corpo. Concentrou sua energia em procurar especialistas que lhe dessem as regras e os conselhos certos. Tinha pilhas de livros sobre nutrição e emagrecimento, mas nenhum a havia ajudado. Os novos exemplares funcionavam só como balinhas para o cérebro – tinham aquela doce atração da promessa, mas a deixavam insatisfeita. Cada dieta e diretriz que tentava seguir só aumentavam a distância de si mesma.

Quanto mais longe, mais difícil é ouvir as mensagens do corpo e entender determinadas sensações. *Estou com fome ou só com estresse?* Se isso se repete por muito tempo, pior. Essa ausência de relacionamento se torna um hábito. Para colocar a alimentação em ordem, é preciso escutar as necessidades do corpo.

OBSERVE COMO VOCÊ IGNORA AS MENSAGENS DO CORPO

Procure registrar todas as maneiras como você despreza as mensagens que o corpo manda ao cérebro durante um dia inteiro. Você ignorou sua bexiga, seu estômago? Como? Tomou a terceira xícara de café já se sentindo elétrico? Continuou no celular embora o corpo dissesse que era hora de parar? Adormeceu na poltrona em vez de ir para a cama?

Como expliquei antes, você pode usar o mapeador de hábitos ou uma simples folha de papel. Não se concentre tanto no gatilho, porque ele não é relevante quando ignoramos uma mensagem por algum tempo. Foque no comportamento e no resultado/consequência. Em cada situação, como seu corpo se sentiu quando você ignorou uma mensagem?

Quanto mais detalhes, mais você reforçará sua habilidade de prestar atenção. Desenvolver essa consciência tem uma segunda função: reaprender a escutar as mensagens do corpo. Você pode repetir o exercício outros dias. Quando identificar o que está ignorando, concentre-se nas mensagens do corpo para depois reconhecê-las com mais facilidade. Se estiver se sentindo animado, veja o que acontece quando dá ouvidos a elas.

CAPÍTULO 8

Dia 5: Diferencie fome de outros impulsos

DESEJOS

Qual é a substância mais desejada nos países da Europa e da América do Norte? Se você respondeu chocolate (incluindo alimentos que o contenham), acertou. Lembre-se dos elementos que deixam a comida mais atraente: em geral, têm aquele abençoado ponto de êxtase de sal, açúcar e gordura que diz ao corpo que o que temos na boca é cheio de calorias.

Não se deve confundir o desejo de comida com a sensação de fome. A fome se concentra em obter calorias e passa quando comemos. A vontade é o desejo de algo específico. "Minha barriga está roncando, acho que devo comer" é bem diferente de "Preciso de um chocolate agora mesmo!".

O desejo de comer foi medido de várias maneiras. As escalas analógicas simples pedem que as pessoas o classifiquem de 0 a 10. Medições mais aperfeiçoadas separam o desejo como estado e como traço: este momento (estado) e o que em geral acontece (traço). A escala mais usada na comunidade científica são os Food Cravings Questionnaires (FCQs, questionários sobre desejos alimentares intensos). O FCQ-Trait mede a frequência e a intensidade do desejo de consumir alimentos *em geral*. Inclui frases como:

- Fico preocupado com comida.
- Quando cedo ao desejo de comer determinado alimento, perco todo o controle.

- O desejo de algum alimento sempre me faz pensar em como consegui-lo.
- Quando desejo algo, sou consumido por pensamentos sobre comer.

Observe nesta última frase como usamos analogias, imagens e semelhanças com comida para descrever nosso estado mental: pensar em comer me *consome*.

O FCQ-State mede a intensidade do desejo alimentar *agora*.

Com categorias de resposta que vão de "discordo totalmente" a "concordo totalmente", há frases como:

- Estou sentindo um desejo intenso de comer [um ou mais alimentos específicos].
- Estou com desejo [de um ou mais alimentos específicos].
- Estou sentindo vontade de [um ou mais alimentos específicos].

Como revelam as frases do FCQ, *desejo* e *vontade* são termos vagos e usados como sinônimos para descrever a mesma experiência. Do ponto de vista cerebral, gatilhos provocam a liberação de dopamina (e, provavelmente, de outras substâncias neuroquímicas, como as endorfinas) no córtex pré-frontal e no corpo estriado ventral quando esperamos a recompensa que virá ao comermos determinado alimento. O corpo estriado ventral inclui o núcleo accumbens, área central envolvida no sistema de recompensa do cérebro. A descarga de dopamina acontece primeiro diante de um imprevisto. É assim que o aprendizado por reforço nos ajuda a lembrar onde há comida. Quando lembramos, a dopamina passa a insistir para irmos buscá-la. Daí vem o desejo inquieto. O chocolate aparece na mente, seguido pela vontade de comê-lo. Mas o pensamento é só um pensamento. Depois que aprendemos que gostamos de chocolate (ou de qualquer objeto de nosso desejo), a dopamina nos tira do sofá e nos leva à cozinha. Ela diz: "Você sabe que gosta. O que está esperando? Vá buscar!"

Existe uma grande diferença entre gostar e querer. Esses processos foram separados no cérebro há muito tempo. A agradabilidade, ou até que ponto gostamos de um alimento, foi ligada a "pontos hedônicos" do núcleo accumbens e, provavelmente, envolve endorfinas e endocanabinoides. Essas substâncias do cérebro se ligam aos receptores de opioides e canabinoides, os mesmos que se ligam à heroína e à maconha. Os endocanabinoides fazem parte do sistema de feedback do corpo e ajudam a manter a homeostase entre os diversos sistemas. Descobertos na década de 1990, os endocanabinoides ajudam a regular desde o apetite e a digestão até a sensação de dor, o estado de espírito e o sono.

Talvez você já tenha sentido ou ouvido falar do barato de correr, aquela sensação de felicidade após uma corrida muito boa ou um período longo de exercício intenso. Pesquisadores achavam que isso se devia à liberação de endorfinas. Estudos mais recentes, porém, indicam que provavelmente devemos agradecer por essa sensação ao sistema de endocanabinoides; esses neurotransmissores não aparecem nos exames para constatar o uso de maconha. A dopamina está mais envolvida com o querer, não com o gostar. O impulso de "vá buscar" da dopamina nos motiva a agir.

GOSTAR X QUERER

Reserve um instante para examinar a diferença entre gostar e querer. Comece com algo simples. Observe a sensação agradável ao pensar em uma peça de roupa sua de que gosta. Agora, pense em uma comida de sua preferência. Sente automaticamente vontade de comer? Ou consegue ficar no gostar?

Meu palpite é que pensar nesse alimento provoca desejo. Por que não acontece o mesmo com a roupa no armário? A roupa já é sua. Se quiser ir mais fundo, pense em uma roupa que viu em alguém ou em uma loja. A vontade apareceu?

Nos desejos, é possível que a característica do querer seja complicada. Pode ser difícil notar como você sente os desejos. Isso é ainda mais verdadeiro se, como Duffy, vivemos a uma pequena distância do corpo. Lembra de Jack, que comia punhados de *corn nuts*? Quando perguntei por que continuava fazendo isso, ele respondeu: "É momentaneamente satisfatório." Mas o modo como respondeu me fez pensar se a satisfação vinha de comer o petisco ou dessa vontade inquieta de comer automaticamente quando os via.

Jack continuou: "Há uma desconexão entre meu cérebro e meu corpo. Passo muito tempo no cérebro. Não estou conectado ao corpo."

Jack é um bom exemplo do que se pode fazer quando surge o gatilho de comer. É possível adquirir consciência sobre esses momentos. As mensagens de fome nascem no estômago. Portanto, conduza sua consciência para lá. Pergunte-se: "Estou com fome?" Se estiver muito desconectado do estômago ou se as relações entre comida e humor ainda estiverem confusas, coma – mas preste muita atenção. A comida cai no estômago vazio e lembra que fazia tempo desde a sua última refeição? Ou entra em silêncio em uma câmara pelo menos parcialmente cheia?

Não pense. *Sinta* seu corpo.

Foi o que Jack fez como parte de sua missão. Começou a prestar atenção no ato de comer. Na primeira consulta de acompanhamento, duas semanas após a primeira, ele me contou que, em uma viagem de carro com a esposa, ela colocou amêndoas em um potinho para beliscarem pelo caminho. Em vez comer automaticamente, ele avaliou se estava com fome. Só duas horas depois, sentiu fome e comeu algumas. "É preciso esforço para explorar como meu corpo se sente. Estou tentando reconstruir a conexão", afirmou.

Com dificuldade de sentir os desejos no corpo, uma participante do programa Eat Right Now me contou: "Parece que meus desejos se originam nos pensamentos. Pensamentos negativos, *pensar* sobre comida, qualquer pensamento. Mas sem sensação corporal." Essa pessoa destacou o pensar, que é o que nosso cérebro faz melhor. Mas ele não tem neurônios sensoriais, não sente fome. Interpreta a mensagem enviada pelo estômago como sensação de fome.

Até deixarmos de viver distantes de nós mesmos, voltarmos para dentro e recuperarmos essa consciência corporal, será difícil sentir o desejo no corpo.

Os desejos são desagradáveis, já que a descarga de dopamina torna a vida horrível até os realizarmos. O processo de reforço negativo no cérebro é ativado. Vontade desagradável? Faça sumir. Por isso preferimos satisfazer a vontade o mais depressa possível. Quanto mais repetimos esse processo, mais o aprendemos. Ficamos melhores e mais rápidos e deixamos os doces na gaveta para não irmos até a cozinha.

É claro que todos sabemos o que acontece quando tentamos ignorar ou resistir aos desejos: aquilo a que se resiste persiste. Os desejos não só persistem; eles aumentam. Parece que a cabeça vai explodir se não os satisfizermos. Jacqui diz que esse é o monstro do desejo. Quando o enfrentamos ou tentamos ignorá-lo, ele fica maior e mais barulhento. Até que cedemos.

A ARMADILHA DE POUCA GORDURA: COMO ALIMENTOS COM BAIXO TEOR DE GORDURA CRIAM DESEJOS

Os alimentos com baixo teor de gordura (*low fat*) nos fazem querer comer sempre mais. Isso acontece porque o teor de gordura normal dos alimentos ajuda o corpo a registrar a saciedade. Com os alimentos modificados para tirá-la, ingerimos calorias, mas não nos sentimos saciados.

É interessante que o movimento dos alimentos *low fat* começou em 1977, quando um relatório da Comissão de Nutrição e Necessidades Humanas do Senado dos Estados Unidos recomendou comer menos gordura e mais carboidratos complexos para prevenir diabetes, doenças cardíacas e derrames. Parecia científico e racional. Soou ainda melhor para a indústria alimentícia, já que a gordura removida tem de ser substituída por algo. Esse algo foi o açúcar, que, graças aos subsídios do governo para o milho, ficou baratíssimo na forma de xarope de milho rico em frutose.

Sabemos que todos os produtos com menos calorias, light, *low fat* ou sem gordura têm alto teor de açúcar. Seja porque nos permitimos comer mais ("Têm pouca gordura!"), seja porque esses alimentos alterados não oferecem ao organismo a combinação natural de gordura, proteína, fibra e carboidratos que promove a saciedade, o açúcar nos mantém com desejo.

O TESTE DA FOME

Se tem dificuldade de saber se sente fome ou só vontade de comer, você não está sozinho. É importantíssimo recalibrar e reintegrar corpo e mente. Aqui está o processo que desenvolvi após o momento eureca com as mulheres que sofriam de compulsão alimentar. Depois de fazer anotações e obter feedback em tempo real sobre os conceitos fundamentais com as pacientes, formalizei o teste da fome.

Ele foi elaborado para arrumar aquelas conexões emaranhadas entre o corpo e o cérebro. Ajuda a interpretar os sinais e identificar o desejo com base em emoções da verdadeira fome e do simples hábito.

O teste da fome supõe que você não sabe se está com fome, estressado ou com outra sensação. Começa com uma pergunta simples: "Fome de um petisco?"

O impulso primário de comer vem da fome. É a fome homeostática, aquela sensação de estômago vazio, falta de energia, dificuldade de se concentrar, irritabilidade e até tonteira.

Os impulsos secundários são aprendidos. Também comemos quando estamos carregados de alguma emoção – a relação entre comida e estado de espírito em que comemos os sentimentos, a fome hedônica.

Existem um milhão de exemplos de fome hedônica. Provavelmente todos já vivemos essa relação entre comida e estado de espírito. A mãe de uma de minhas pacientes recentemente foi morar com ela, e isso estressou a paciente. Ela se viu recorrendo a doces – biscoitos, especificamente – para aliviar o estresse. A solução de Rob para aliviar a ansiedade era fast-food.

Não é fácil para quem tem o desejo intenso de comer saber a diferença entre fome homeostática e hedônica. O primeiro passo é descobrir se a vontade de comer vem da fome, das emoções ou do hábito.

1ª Etapa. Marque todas as opções pertinentes:

- ☐ Irritação
- ☐ Estômago vazio
- ☐ Sobrecarga
- ☐ Tonteira
- ☐ Dor de cabeça
- ☐ Mau humor
- ☐ Tensão
- ☐ Falta de concentração
- ☐ Estômago roncando
- ☐ Tédio
- ☐ Fuga
- ☐ Inquietação

☐ Cansaço
☐ Outros

Alguns desses itens são específicos da fome. O estômago roncando é relativamente específico da fome homeostática. A dificuldade de concentração pode vir da falta de alimento ou do estresse.

Eis a lista outra vez, com a superposição de categorias:

	ESTRESSE/ EMOÇÃO	HÁBITO	FOME
Tédio		x	
Fuga	x	x	
Inquietação	x		
Tensão	x		
Sobrecarga	x		
Falta de concentração	x		x
Mau humor	x		x
Dor de cabeça	x		x
Irritação ou frustração	x		x
Estômago roncando			x
Tonteira ou cabeça oca			x
Estômago vazio			x

Como há muita superposição entre os itens, precisávamos saber se a vontade de comer era causada por uma ou outra categoria. Quando nos sentimos irritados, podemos estar estressados/ansiosos ou com fome. Como atribuir peso às categorias? A maneira mais simples é relembrar quando comemos pela última vez. Se estamos irritados mesmo com o estômago cheio, é possível riscar a fome da causa da irritabilidade daquele momento.

O próximo passo é verificar quando e quanto você comeu.

2ª Etapa. Há quantas horas você comeu? (de 0 a mais de 5)

3ª Etapa. Olhe de novo a lista da primeira etapa e some todos os itens de cada coluna. A coluna com a pontuação mais alta pode indicar a causa mais provável da vontade ou pelo menos ajudar a reconhecê-la. Se duas categorias tiverem pontuação semelhante, use a segunda etapa como critério de desempate: se você acabou de comer, a categoria estresse/emoção vence; se faz tempo que não come, a categoria fome ganha o ponto. De quatro a cinco horas é um bom ponto de corte para começar, mas pode variar para cada pessoa.

Quando criamos o aplicativo Eat Right Now, reconfigurar as mensagens entre o corpo e o cérebro parecia básico. Incluímos o teste da fome para ser usado no Dia 1 (no aplicativo se chama teste de estresse). Criamos um algoritmo para calcular a nota composta com base nas respostas, ponderando as categorias com base em quando a pessoa comeu. A ideia foi ajudar a desenvolver consciência e, ao mesmo tempo, a reconhecer com mais rapidez e precisão os gatilhos para comer. A consciência é para os hábitos o que o fermento é para o pão: um ingrediente essencial para a mudança. O teste da fome foi uma maneira simples de as pessoas começarem a ganhar consciência. Eis algumas respostas de quem usa o aplicativo:

> *Fiz hoje o teste do estresse [fome] e deu muito certo. Antes ficava esgotada com as dietas porque tinha de prestar tanta atenção na comida que, depois de seis a oito meses, estava exausta. O teste do estresse ajudou a concentrar minha atenção no corpo e na situação, não tanto na comida/escolhas saudáveis, etc. Segui os conselhos do aplicativo e, no fim, era mesmo fome de comida saudável. Foi um dia bom!*

> *Depois de tantos anos de dietas com restrição calórica, corro o risco de confundir as dores reais da fome com os desejos provocados pela ansiedade. O teste do estresse me ajuda a pensar há quanto tempo comi e se estou com fome. Hoje, por exemplo, senti que combatia um desejo, mas o teste da fome me ajudou a perceber que tinha almoçado fazia quatro horas e, provavelmente, estava mesmo com fome.*

Na segunda e na terceira partes do livro, você conhecerá ferramentas e exercícios para trabalhar com as vontades.

FAÇA O TESTE DA FOME

Comece a usar o teste da fome quando sentir vontade de comer fora das refeições. Siga as três etapas descritas anteriormente para determinar se é fome ou outra sensação. Se quiser ir mais fundo, use o teste da fome sempre que sentir vontade de comer. Não leva muito tempo, e quanto mais praticar, mais depressa você vai recalibrar e/ou melhorar no reconhecimento dos sinais de fome hedônica e homeostática.

PARTE 2
INTERROMPA OS CICLOS DE HÁBITOS PRESTANDO ATENÇÃO: DIAS 6 A 16

Na Parte 1 do Desafio dos 21 Dias nos concentramos em por que, o que e como comer. Por que procuramos comida? Que tipo de alimento estamos buscando? Como estamos comendo? Estamos com fome, estresse, tédio, solidão ou todas as opções anteriores? Também nos concentramos nos hábitos e mapeamos os ciclos de hábitos alimentares. Tudo isso depende basicamente de consciência. É claro que sermos generosos conosco durante o processo ajuda no aprendizado e a mudar e redirecionar a energia gasta com dúvidas ou autojulgamentos. Na Parte 2 vamos usar a consciência para acelerar o processo de mudança.

Na Faculdade de Medicina, aprendi os cinco A para ajudar meus pacientes a largarem o cigarro: *Ask, Advise, Assess, Assist, Arrange* (perguntar, aconselhar, avaliar, ajudar e organizar). Esse ainda é o padrão atual. Deveríamos insistir para os pacientes pararem de fumar, receitar medicamentos para ajudar (quando apropriado) e marcar uma nova consulta para a primeira semana após a data teórica do último cigarro. O problema é que não dá muito certo. Quando comecei a pesquisar o motivo, percebi que havia um sexto A, que pode ser tão ou mais importante que os outros: *Awareness*, consciência.

Do ponto de vista da neurociência, a única maneira de eliminar um mau hábito é prestando atenção para ver se ele é compensador (lembra dos erros de previsão positivos e negativos de Rescorla e Wagner?). Então, quase como uma heresia, comecei a dizer para meus pacientes continuarem fumando, mas prestando atenção. *O quê?! Meu médico está me mandando fumar?*

Parece estranho quando alguém quer parar de fumar e um médico diz que precisa continuar fumando.

Mas um estudo clínico randomizado e controlado do meu laboratório constatou que ensinar as pessoas a prestar atenção no sabor e no cheiro do cigarro (e a usar a atenção plena para controlar o desejo de fumar) era cinco vezes mais eficaz do que o tratamento padrão. Uma pessoa de nosso programa resumiu: "Todos os cigarros que fumei hoje foram nojentos." É isso mesmo. Se seguirmos a neurociência e formos diretamente à fonte – o córtex orbitofrontal e o valor de recompensa –, podemos acabar com todos os hábitos não saudáveis (fumar, comer demais, se preocupar, procrastinar... a lista não acaba) e ao mesmo tempo criar outros mais positivos.

Na Parte 1 do livro preparamos o palco para a mudança. Na Parte 2, vamos fazer a mudança acontecer. Sem forçar nada, porque o cérebro não gosta de mudar, já que o diferente aponta para o potencial de perigo. Pensemos de novo em nossos ancestrais procurando comida em território desconhecido. Não podiam ter certeza de que não havia tigres esperando para comê-los e precisavam se manter em alerta total até confirmar que não existia risco. Por isso, milhares de anos depois, ainda ficamos nervosos diante do novo. Pode não haver perigo, mas o cérebro de sobrevivência não sabe disso. Vamos com cautela até aprender que aquilo não nos fará mal. Com o tempo, o comportamento se torna conhecido e até confortável. Daí vem a expressão zona de conforto. Conforto = segurança para o cérebro de sobrevivência. A meta é fazer com que prestar atenção na comida entre na zona de conforto.

Antecipando um pouco a Parte 3, saiba que outra meta maior é tornar a própria mudança mais confortável. Quando você sai de sua caverna do conforto, em vez de mergulhar na zona do pânico, que tal se familiarizar para se sentir à vontade com a mudança em si? Você pode entrar na zona de crescimento e aprender a ficar mais tempo lá para entender que aprender e crescer não precisa ser assustador. O crescimento em si pode ser intrinsecamente compensador.

Na Parte 1, nos concentramos em identificar o que você come. Na Parte 2, vamos aprofundar por que e como faz isso. Posso até sugerir que consuma os alimentos proibidos, da mesma maneira que recomendo que meus pacientes fumem. Vou apresentar ferramentas para treinar a mente a prestar atenção no presente em vez de escorregar para o modo automático, a fim de que você faça escolhas sábias de alimentos, alinhadas às necessidades de seu corpo e seu cérebro. Depois, vou mostrar como usar sua capacidade de prestar atenção para comer mais conscientemente e para aprender quais alimentos são satisfatórios e quais são péssimos.

Agora, algo fundamental. Se você não prestar atenção, será dificílimo mudar seus hábitos. Se prestar, eles mudarão para sempre. Pode ser mais fácil do que você pensa.

CAPÍTULO 9

Dia 6: O poder da atenção

Será que soa familiar? Você está escutando um podcast sobre crimes reais enquanto lava a louça do jantar. Seus filhos deixaram metade da comida no prato. Você acompanha todas as viradas da investigação dos casos e, quando olha, vê que os pratos estão vazios. Você comeu as sobras como um aspirador humano.

Esses comportamentos podem ser evitados se você prestar atenção. Tenho certeza de que nas mais diversas situações ao longo da vida você já foi alertado por estar distraído. Só que esse apelo pela atenção é tão comum que não costumamos dar bola. Irônico, não é?

Mas a ciência é muito clara: temos que prestar atenção para aprender novos conceitos e habilidades, fazer conexões empáticas com os outros e até mudar hábitos. Você mesmo deve ter comprovado isso inúmeras vezes.

Esse é um daqueles casos raros e maravilhosos em que o senso comum se encaixa na pesquisa científica *e* na espiritualidade. Mesmo que não seja budista ou que sua ideia de zen sejam dez minutos de silêncio na banheira, provavelmente você sabe que há práticas espirituais profundas baseadas na capacidade de prestar atenção no mundo à sua volta e no vasto universo interno.

Neste capítulo, veremos que a atenção plena ajuda a mudar nosso modo de comer. Vamos nos concentrar no terceiro elemento dos ciclos de hábitos: o resultado/recompensa do comportamento ("O que ganho com isso?"). Quando sabemos em que nível um alimento é compensador (ou não), podemos determinar seu valor para nós em relação a outras opções e decidir o que consumir.

Na Parte 3, você aprenderá a se treinar para escolher recompensas diferentes (mais saudáveis). Por enquanto, descubra de que modo o cérebro decide o que comer.

A única maneira de mudarmos um hábito é se o córtex orbitofrontal usar a atenção para avaliar com precisão o valor de recompensa de uma opção alimentar.

COMO PRESTAR ATENÇÃO MUDA OS VALORES DE RECOMPENSA

Uma das funções mais importantes do córtex orbitofrontal é determinar a hierarquia das recompensas. À medida que vamos provando alimentos, o cérebro aprende se cada um é gostoso. Desenvolvemos preferências e, quando nos oferecem duas opções conhecidas, sabemos escolher a que tem o melhor resultado. É aquela situação de "sorvete é gostoso e ganha do coitado do brócolis".

Não podemos prestar atenção em tudo ao mesmo tempo. Lembremos que a função de "estabelecer e esquecer" do cérebro nos permite desenvolver hábitos para poupar energia e aprender. O hábito nos diz: "Deu certo, portanto nem pense, só continue fazendo." Por isso prestar atenção é proveitoso quando queremos nos livrar de antigas práticas.

Se prestamos atenção enquanto comemos, o córtex orbitofrontal observa as opções disponíveis. Quando o alimento é muito gostoso, determina que deve estar na lista de aprovados. Quando tem gosto ruim ou nos faz mal, o reprova. Como veremos daqui a pouco, isso também serve para a quantidade – se em geral comemos demais mas não prestamos atenção no que o corpo nos diz sobre o resultado ("Argh, isso não é muito agradável"), continuaremos fazendo isso.

Os erros de previsão positivos e negativos já mencionados são fundamentais para ajudar o córtex orbitofrontal a atualizar os valores de recompensa no cérebro. Prestar atenção e vivenciar (provar/sentir) que algo é melhor do que o esperado gera um erro de previsão positivo e o comportamento é reforçado. Se houver escolha, essa opção ganhará das outras.

Quando presta atenção e sente que algo é pior do que o esperado – o cigarro tem um gosto horrível; as batatas muito salgadas dão dor de cabeça –, você tem um erro de previsão negativo no cérebro, e o comportamento não é reforçado. Fica menos empolgado para repeti-lo no futuro. Nada disso acontece sem consciência. Se não prestar atenção, você não poderá ter um erro de previsão, seja negativo ou positivo. Só manterá o antigo hábito.

Isso não tem nada a ver com força de vontade. *A consciência é tudo quando se trata de mudar um comportamento.*

Em termos práticos, quanto mais prestamos atenção, mais desencantados ficamos com a maioria dos comportamentos inúteis. Eles se tornam menos mágicos porque vemos e sentimos que não são tão compensadores quanto lembrávamos. Repito: a mudança de hábito depende e é promovida pela atenção.

Quando tem informações reais obtidas com a atenção, o córtex orbitofrontal opta pelo que for mais benéfico. Quando entende que os antigos hábitos não servem mais, ele os deixa de lado e abre espaço no cérebro para algo melhor.

Vejamos como isso funciona na vida real.

Ponto fraco pessoal

Meu ponto fraco alimentar era a relação com as balinhas de gelatina em formato de minhoca. Completamente viciado, devorava saquinhos e mais saquinhos.

Tudo começou na pós-graduação. O canto da sereia surgia depois do jantar e, se eu tentasse não prestar atenção, o desejo só aumentava no decorrer da noite. Como tudo que é criado pela engenharia de alimentos, essas guloseimas foram projetadas para o querer. Eu comia duas e queria mais. Quando terminava o saco inteiro, pensava: *Pelo menos acabou. Agora você está se sentindo péssimo (e continuará de manhã), mas pelo menos não tem mais em casa.*

Como passei muito tempo comendo balinhas de gelatina, elas foram para o alto da lista de recompensas no cérebro: "Quando quero algo doce, quero *isso*." Virou um hábito.

Depois de dois anos praticando a atenção plena – aprendi a ter consciência e a observar meu mundo interno e o externo –, decidi me concentrar no hábito das guloseimas. Uma noite, em vez de acabar logo com aquilo – comer o saco inteiro, me sentir péssimo e culpado por não conseguir me controlar, mas sem ter de pensar até a nova compra –, comecei a prestar atenção. Notei que não eram tão gostosas assim. Doces demais, eram enjoativas, sem a complexidade do mel ou de um bom chocolate amargo. A textura parecia borracha, menos satisfatória do que morder algo crocante, pior até do que mascar chiclete. Quando tomei consciência desses aspectos, as balinhas não atingiram mais o nível de recompensa que me deixara viciado. Não posso enganar o cérebro quando ele presta atenção.

Meu cérebro teve um robusto erro de previsão negativo: não é tão bom quanto o esperado. Toda vez que comia aquelas guloseimas prestando atenção, eu me perguntava o que tinha visto nelas. Fui ficando menos encantado. Com o tempo, perdi o interesse.

Aprendi a prestar atenção antes, durante e depois de comer. De manhã, avalio a intensidade da fome para preparar a quantidade certa de alimentos. Mas não se trata de um cálculo intelectual de quanto *deveria* comer; tudo vem de dar ouvidos ao corpo. Comendo muito me sinto lento. Esse erro de previsão negativo me ajudou a parar quando estou saciado. Ficar empanturrado é desconfortável. Não sou mais levado a comer demais. Quando mapeio meus ciclos de hábitos alimentares e presto atenção no resultado, aprendo o que dá certo ou não para encontrar meu ponto ideal para a saúde física e mental.

Quero destacar um ciclo de hábito alimentar com que várias pessoas têm dificuldade: a insegurança alimentar. Não estou falando do nível social de insegurança alimentar de populações inteiras, resultante de problemas da cadeia de suprimentos global e que afeta milhões de pessoas todos os dias. Em termos individuais, vemos o cérebro de sobrevivência em ação: sinto fome, preciso de comida, não sei se terei mais depois, vou comer o máximo possível agora.

Sempre tive a sorte de ter acesso a comida, mas apesar de saber intelectualmente que teria alimentos mais tarde, mantinha o hábito de comer mais do que precisava. Isso começou na época em que minha energia acabava antes da refeição seguinte, e meu cérebro me avisou, pelo reforço negativo, que era preciso evitar aquilo. Quando mapeei, ficou assim:

Gatilho: Medo de ficar sem energia antes da próxima refeição e falhar física e mentalmente.
Comportamento: Comer além da saciedade. Tentar acumular calorias.
Resultado: Evitar a falta de energia.

Quando comecei a examinar a situação (continuo examinando, pois esse hábito ainda aparece para mim), experimentei não ingerir calorias em excesso e descobri que, em geral, fico bem. (Também posso manter petiscos por perto como reserva.) O medo era barulhento, mas meu corpo dizia baixinho: "Isso não é tão gostoso assim. Não dá para trocar?" Em meus pacientes e nos participantes do Eat Right Now, vejo muito essa luta do mecanismo de sobrevivência pelo poder. O medo é barulhento. A mudança também é assustadora. Juntos, eles conseguem encobrir a voz da sabedoria do corpo. Quando prestamos atenção e escutamos todas as vozes, é mais fácil encontrar a decisão sábia a tomar ou, pelo menos, a experimentar. Quando prestamos atenção, o córtex orbitofrontal desloca o "estou comendo porque tenho medo de sentir fome depois" para baixo na hierarquia usando aquele processo do erro de previsão negativo.

Ao aprender como o cérebro funciona, você pode começar a trabalhar com ele, em vez de lutar contra ele. Quanto mais habitual o comportamento, menos provável será que seu córtex orbitofrontal perceba. Nos próximos capítulos, você descobrirá como fazer com que a consciência o ajude a identificar os comportamentos alimentares habituais indesejados para sacudir a hierarquia de recompensas. Verá que é possível mapear essa mudança do valor de recompensa e que ela acontece com rapidez surpreendente. Como Jacqui, Rob, Anne, Jack e outros nos mostram, quando a hierarquia muda, não há como voltar atrás.

Alguém de meu grupo alimentar brincou que eu deveria avisar que as comidas favoritas não ficariam mais no topo da lista. Portanto, saiba: quando prestar atenção, talvez você perca o amor por determinados alimentos que nunca eram suficientes. Como aconteceu comigo e com as balinhas de gelatina, esses casos de amor alimentar podem acabar. Isso tende a acontecer principalmente com alimentos industrializados. O corpo sabe o que é melhor para ele e nos manda mensagens de feedback que vão do sabor a como nos sentimos após comer. Mas não se preocupe: você não vai parar de repente de adorar comidas gostosas. Talvez coma menos e, ao mesmo tempo, aprecie mais. Esse é o poder da atenção.

TREINE PRESTAR ATENÇÃO

De manhã, anote no celular ou na agenda pelo menos cinco lembretes para o dia. Pode ser em horários aleatórios. Escolha uma frase ou palavra que convide a parar e prestar atenção. Se você prefere o papel, coloque bilhetes adesivos em lugares por onde passa: na geladeira, no espelho do banheiro, no armário, etc. Toda vez que vir um lembrete, pare e se pergunte: "De que tenho consciência agora? Estou ligado no que faço ou agindo no piloto automático? O corpo ou a cabeça estão manifestando alguma sensação?"

Não desanime se foi o lembrete que tirou você do piloto automático naquele momento. Com a prática, vai melhorar. Aproveite o momento para ver como é estar atento e consciente do que acontece na mente e no corpo (que pensamentos, emoções e/ou sensações corpóreas estão presentes). Como é estar consciente em vez de ficar no piloto automático?

CAPÍTULO 10

Dia 7: O comer atento

SEJA BEM-VINDO À SOCIEDADE SECRETA DAS PASSAS

Você já deve ter percebido o poder da atenção. Mas como isso fica no ato de comer? Talvez você já tenha ouvido falar do comer atento ou intuitivo. Nas últimas décadas, houve um aumento enorme de artigos, livros e, agora, aplicativos que falam de unir a atenção ao ato de comer. O livro *Comer intuitivo*, publicado por Evelyn Tribole e Elyse Resch em 1995, menciona dez princípios centrais que combinam com o que sabemos sobre a neurociência do comer, e muitos, se não todos, destacam a importância de levar consciência (e generosidade) a nós mesmos para escutar a sabedoria do corpo.

Fui apresentado ao *mindful eating*, ou comer atento, quando conheci o programa MBSR (Mindfulness-Based Stress Reduction, redução do estresse baseada na atenção plena). Formulado por Jon Kabat-Zinn na década de 1970 com base em meditação, práticas de ioga e medicina ocidental, começou a ser ministrado ao longo de oito semanas no Centro Médico da Universidade de Massachusetts (UMass). Nas décadas seguintes, Jon se tornou uma referência no mundo da atenção plena, e o Center for Mindfulness (Centro de Atenção Plena) da UMass foi o principal palco de treinamento de instrutores e de pesquisa avançada no assunto.

Eu o conheci numa pesquisa de verão do Summer Research Institute, em 2006, e lhe perguntei o que pensava de adaptar a MBSR às adições.

Eu era professor assistente da Escola de Medicina de Yale quando me convidaram para ser diretor de pesquisa do Center for Mindfulness. Além da possibilidade de comandar um portfólio de pesquisas que estudavam o efeito da MBSR, poderia ampliar meus ensinamentos de atenção plena.

O programa de redução do estresse com base na atenção plena talvez deva parte da sua fama a algo aparentemente pequeno: uma uva-passa. O exercício da uva-passa é um rito de passagem. Ao fim das oito semanas do programa de MBSR, os formandos confessam uns aos outros o que realmente pensaram do exercício e o que fizeram com sua uva-passa. Quando sabem que alguém está prestes a se inscrever no programa, dizem "Ah, espere só pela uva-passa!" e "Espero que goste de uvas-passas".

Na maior parte das aulas das oito semanas do programa MBSR, grupos de dez a quarenta pessoas e o instrutor se sentam em círculo para que todos possam se ver.

O rito de comer uma uva-passa acontece na primeira aula. O instrutor coloca uma única uva-passa na palma da mão de cada pessoa. Para inspirar no grupo o que os praticantes do zen chamam de mente de principiante – um estado de possibilidades infinitas, sem expectativas –, ele sugere que as pessoas imaginem que nunca viram o que têm nas mãos e explorem todos os ângulos. Cheguei a sugerir aos integrantes do grupo que imaginassem que eram repórteres marcianos que tinham acabado de pousar na Terra. Seu trabalho era escrever uma reportagem sobre esse pequeno alimento para os marcianos lerem na próxima edição do *Notícias Diárias do Planeta Vermelho*.

Provavelmente você imagina o que acontece em seguida. (Esse é um ótimo exemplo do cérebro que faz previsões sobre o futuro com base em experiências passadas. O cérebro é muito bom em preencher lacunas.)

Os integrantes do grupo passam um bom tempo observando a uva-passa: exploram a textura, as ranhuras e protuberâncias, notam as tonalidades, as colocam contra a luz para ver se são translúcidas. Em geral, fazem isso em silêncio e guardam tudo na cabeça.

Depois usam outro sentido: a audição. *Como assim, uvas-passas não têm som!* Bem, se você segurar a uva-passa perto da orelha e a pressionar entre os dedos, ouvirá sons.

Com o olfato, eles avaliam o cheiro de uma uva-passa. Já vi respostas que vão de "terra" a "muito doce".

Hora de provar? Ainda não.

Orientamos as pessoas a levar a uva-passa até a boca e, quando estão prestes a inseri-la, parar. Observamos o que a boca está fazendo.

Como os bons cães da experiência pavloviana, as pessoas notam que estão salivando. Mais cérebro prevendo o futuro! Com a expectativa de que a uva-passa entre na boca para ser comida – porque foi o que aconteceu no passado –, o corpo se prepara. Pedimos que todos parem e acompanhem essa reação.

Só então podem comer. A instrução é fazer isso devagar, deixando a uva-passa algum tempo na língua. Dar uma mordidinha para perceber o que está acontecendo, depois dar as próximas mordidas atentas antes de engolir. Para alguns, isso é demais. Já se seguraram por uma eternidade e engolem a passa de uma vez.

No fim do exercício, o instrutor pergunta sorrindo: "O que vocês notaram?" O grupo relata suas percepções. Você se surpreenderia com a variedade.

Algumas semanas depois, quando um amigo diz que está pensando em fazer o curso de MBSR, começam a sorrir...

Que importância tem tudo isso? Quem se importa com a sociedade secreta das passas? O rito da uva-passa é um exemplo perfeito do comer atento.

Vamos nos concentrar no que é a atenção plena: consciência e curiosidade. Não precisamos ser neurocientistas para prever que comer devagar nos ajuda a prestar atenção e a ter mais consciência dos sabores. O comer atento é comer com consciência. Notamos a aparência, o cheiro, a sensação e o sabor da comida. Podemos apreciá-la melhor. É muito mais difícil engolir punhados de passas, milhos, balinhas de gelatina em formato de minhoca ou o que quer que seja quando dedicamos meia hora ao processo. Rompemos a cadeia do automatismo. Saímos do ciclo de hábitos.

Comer com atenção plena não exige condições especiais – nem praia de areia branca, velas, incenso nem qualquer dos outros estereótipos da meditação. Sem dúvida, é bom estar em um espaço tranquilo e sem distrações (livro, celular, televisor, etc.) para prestar atenção em uma refeição. Mas, quando se pega o jeito, é possível comer com atenção em qualquer lugar. (Só não tente enquanto dirige.) Mas essa é apenas metade da história...

QUAL É SEU NÍVEL DE ATENÇÃO QUANDO COME?

No início de uma refeição prestamos muita atenção nas primeiras mordidas. Depois, o cérebro rapidamente perde o interesse. Por quê? Mais uma vez, é o cérebro sendo eficiente. Ele se sintoniza quando começamos a comer para garantir que a comida não está estragada. Quando dá o sinal de "tudo certo", podemos parar de prestar atenção na comida e voltar à conversa, ao livro, ao celular, ao programa na TV ou ao trabalho.

Há alguns anos, Celia Framson e seus colegas da Universidade de Washington desenvolveram o Mindful Eating Questionnaire (questionário do comer atento), composto de 28 perguntas para avaliar a atenção ao comer. Ele é um pouco diferente dos modelos usados nas dietas.

Selecionei as dez perguntas mais relevantes para você estabelecer sua linha de base.

QUESTIONÁRIO DO COMER ATENTO

Responda usando uma escala de 1 (nunca/raramente) a 4 (em geral/sempre).

1. Belisco sem notar o que estou comendo.
2. Quando fico estressado no trabalho, procuro algo para comer.
3. Noto que como muitos doces só porque estão à disposição.
4. Quando fico triste, como para me sentir melhor.
5. Enquanto como, penso nas atividades que preciso fazer.
6. Quando sobra algo de que gosto, repito mesmo se estiver saciado.
7. Paro de comer quando estou satisfeito, mesmo que seja algo que adoro.
8. Reconheço quando estou comendo sem fome.
9. Noto quando a comida afeta meu estado emocional.
10. Saboreio cada pedacinho do que como.

Se você pontuou muito nas questões 1 a 5 e marcou menos pontos nos itens 6 a 10, saiba que não está sozinho. A última pergunta é um pouco difícil para todos. Quem realmente saboreia cada pedacinho do que come? Mas você entendeu. O que essas perguntas destacam é a frequência com que você se distrai, come por impulsos externos, movido pelas emoções e não pela fome.

Em geral, o comer desatento é a regra. O padrão é lembrarmos, estabelecermos e esquecermos. Aprendemos a comer e estabelecemos como hábito a mecânica de levar o garfo à boca. Aprendemos que gostamos de determinados alimentos e estabelecemos nossas preferências como hábitos.

Embora não tão antigo quanto os mecanismos evolutivos para criar hábitos, o conceito de atenção plena se baseia na psicologia budista. Surgido há 2.500 anos no Sudeste Asiático, em um idioma hoje extinto (páli), antes da invenção do papel, ele se transformou ao se deslocar no tempo e no espaço, primeiro de forma oral, depois por traduções e tradições culturais. Hoje é usado até nas redes sociais do Ocidente.

A definição de atenção plena de Jon Kabat-Zinn poderia ser resumida assim: "Prestar atenção no momento presente, com propósito e sem julgamentos."

Numerosos livros foram escritos sobre o que é atenção plena e as várias formas de praticá-la. Esses livros abordam doenças e condições que nos acometem ao longo de toda a vida. Embora a ciência por trás da atenção plena ainda esteja na fase da infância – meu laboratório surgiu no início desse movimento, e isso foi há apenas vinte anos –, cada vez se sabe mais que ela funciona bem e para que serve, além do que acontece no cérebro quando ficamos atentos. Se estiver interessado nessa parte da neurociência, pode consultar meu livro *The Craving Mind* [A mente ansiosa], que explica como nos enredamos no desejo e na dependência, seja de substâncias, redes sociais ou padrões de pensamento, e como a atenção plena pode ajudar. Se você não quiser ler o livro, fique com a mensagem principal: preste atenção, e seu cérebro cuidará do resto.

A questão prática é que muitas vezes a atenção plena é idealizada como um estado especialíssimo que só monges e gurus conseguem atingir. Mas todos temos capacidade de ser conscientes e curiosos. É mais uma questão de despertar para o que está acontecendo no momento e recordar como é muito melhor estar consciente.

O COMER ATENTO NO MUNDO REAL

Na comunidade de nosso programa alimentar foram publicados depoimentos como:

Faço turnos de 10 a 14 horas como cuidadora e estou com dificuldade com a atenção plena. Se prestar atenção na refeição, posso levar mais de meia hora para terminar. Não tenho tanto tempo para comer.

Só tenho 25 minutos de almoço. Como dar cada mordida com atenção?

Estou achando difícil o trabalho de atenção plena porque só tenho 15 minutos para preparar meu almoço e comer.

Ter tempo de sentar e meditar diariamente pode ser um luxo. Caminhar ou comer devagar pode ser considerado um privilégio. Muita gente equilibra muito trabalho, família, estudo, etc. Minha mãe criou quatro filhos sozinha, trabalhando em tempo integral e estudando à noite. Tente imaginá-la sentada, cinco minutos que fosse, com uma única uva-passa. Sem chance.

Pronto para a segunda etapa da história?

Em algum momento, o exercício da uva-passa se tornou o modelo do comer atento. As pessoas acham que comer com atenção é comer *devagar*. Mas não deveríamos levar o rito da uva-passa ao pé da letra. Com que frequência você consegue dedicar meia hora a um único bocado de comida? Quem se exige esse padrão teme que, se não comer devagar, não estará comendo com atenção. "Atenção plena = fazer tudo devagar" pode se tornar uma regra que o cérebro tenta seguir e depois usa para nos condenar quando não conseguimos.

É verdade que os monges nos templos ou os praticantes de meditação em retiros parecem se mover em câmera lenta. Assim, o cérebro, sempre extrapolando e prevendo, supõe que fazer tudo na metade ou até um quarto da velocidade é a única maneira de a atenção plena dar certo. Não é *assim* que funciona.

Seja qual for a situação pessoal ou a restrição de tempo, todos temos capacidade de ficar conscientes. Todos podemos ser curiosos. Não é preciso analisar uma uva-passa durante dez minutos antes de comê-la. Podemos ficar conscientes independentemente da rapidez da nossa velocidade – ou nossa boca.

Quando alguém diz que só tem 15 minutos para comer, comento: "Ótimo, você tem 15 minutos para prestar atenção enquanto come." Vou ajudar a desconstruir a ideia de que "atenção plena" é mastigar devagar contando como eu faço. Costumo ter reuniões o dia inteiro e não reservo o horário do almoço na agenda. Às vezes – uau! – como durante uma reunião.

Você deve estar pensando: "Ele é o cara da atenção plena. Escreveu um livro sobre comer com atenção. Acabou de dizer que come enquanto faz outras atividades? Pare de ler. Não acredite em nada do que ele diz."

Estou tentando mostrar que precisamos trabalhar com o que a vida nos dá. Eu poderia reservar a hora do almoço, fazer as refeições bem devagar, mas não é assim que funciono. Minha esposa brinca que tenho duas velocidades: rápido e desligado. Ou me mexo com rapidez ou estou na cama dormindo.

No entanto, "rápido" não significa apressado nem sem atenção. Significa apenas "não devagar". Sim, podemos nos movimentar com rapidez conscientemente. Os atletas são um bom exemplo de atenção plena em movimento. Um jogador de futebol precisa manter os olhos na bola, que se move com grande velocidade. Não pode levar a bola devagar até o gol nem pedir que os demais diminuam o ritmo para conseguir observá-la.

Podemos comer depressa e com consciência. Também podemos prestar atenção em por que vamos comer. "Estou com fome ou é outra sensação [tédio, estresse, ansiedade, solidão, etc.]?" Podemos nos questionar, como o teste da fome nos ensina a fazer. Quanto mais praticamos, mais depressa conseguimos avaliar por que comemos.

Prestar atenção pode ser apenas deixar o celular, o livro e outras distrações de lado na refeição. No meio de uma reunião, talvez não seja possível. Tudo bem. Podemos prestar atenção no resultado do que e de quanto comemos. Isso é tão ou mais importante do que a rapidez com que ingerimos a comida ou se comemos paralelamente a outra atividade.

Se você toma alguma bebida alcoólica durante as refeições, deve ter notado que o corpo esquenta. O álcool é um duplo vilão: dificulta prestar atenção quando comemos e faz o córtex pré-frontal sair do ar e reduzir o autocontrole que acreditamos ter. Aplicar a atenção plena enquanto bebe é, no mínimo, um desafio.

Comer com atenção em situações sociais

Um assunto muito comentado em nossa comunidade on-line foi iniciado com esta postagem:

> Suponha que você esteja jantando com a família ou almoçando com colegas de trabalho. A conversa é rápida e interessante, e você é parte importante dela. Como comer com atenção nessas circunstâncias? Parece que me desconecto do grupo se tento me voltar para dentro e me concentrar em cada garfada. Não sei como me comportar.

Alguém respondeu:

> As situações sociais à mesa funcionam melhor para mim, porque estou falando e escutando. Não falo com a boca cheia. Então, dou garfadas menores, mastigo, engulo, pouso o garfo, etc. Tomo cuidado para cortar tudo direitinho e erguer até a boca, para não acabar sujando o vestido. Tudo isso é muito mais atento, embora não atento segundo as regras.

Essa resposta é muito perspicaz. Destaca o estereótipo do que é atenção plena "segundo as regras". Também ressalta um paradoxo: comer em situações sociais pode ser uma oportunidade de treinar a atenção, uma garfada de cada vez. Muita gente concordou que pode ser difícil e constituir uma missão (caso se decida a aceitar). Formamos qualquer hábito em momentos breves repetidos muitas vezes. Usá-los, como no caso de apenas uma garfada, ajuda a desenvolver o hábito de prestar atenção quando comemos, mesmo em condições "subótimas".

Eis um exemplo de alguém em nosso programa:

> Decidi comer porque estava cansada. Até pensar na razão dessa vontade é muito mais do que, em geral, acontece automaticamente. Mas o melhor é que saboreei quatro M&Ms – isso mesmo, quatro – e fiquei bem. Nunca tinha sido capaz de deixar um saco de M&Ms aberto na gaveta. Isso é incrível.

Pedi a Tracy que descrevesse como é seu comer atento. Ela disse que começou a comer atentamente mais de uma década antes de aprender a atenção plena formalmente. Contou que uma de suas guloseimas favoritas na adolescência era uma trufa de abóbora da marca Godiva, só disponível uma vez por ano. Tracy usava a mesada para comprar uma caixa de cinco. Essas guloseimas de chocolate ao leite recheadas de doce de abóbora e polvilhadas de canela eram "gloriosas" principalmente porque ela sabia que só tinha cinco para apreciar até o ano seguinte. Comia devagar, de olhos fechados, e sentia "uma inundação de prazer e alegria". Dez anos depois, quando fez o primeiro exercício de comer com atenção, percebeu que já sabia como era. Bastaria recordar – por exemplo, que alimentos deliciosos podem ser saboreados.

TRÊS MITOS SOBRE O COMER ATENTO

1. Comer com atenção é comer devagar.
2. Comer com atenção só acontece em isolamento.
3. Comer com atenção torna o ato de comer chato e tira o prazer da comida.

Caso você decida aceitar a missão, procure adotar o hábito de comer com atenção. Brinque com a experiência de simplesmente prestar atenção e ter curiosidade enquanto come. Mesmo que sejam só algumas garfadas assim, é um ótimo começo.

Nos próximos capítulos, vamos mergulhar mais fundo na consciência para ver como usá-la para aproveitar os pontos fortes do cérebro, romper hábitos inúteis e criar outros mais saudáveis.

O RITUAL DA UVA-PASSA

Quero sugerir que você faça sua versão do exercício da uva-passa. Escolha um alimento do dia a dia sem muitos ingredientes – nada de Doritos nem bolinhos recheados, por favor – para não se distrair com os sabores. Prefira uma fatia de pão, uma banana, uma castanha. Sente-se sozinho em um lugar tranquilo e vivencie a experiência.

Como é o alimento? Descreva cor, tamanho e textura.

Como é o cheiro? Combina com sua expectativa do gosto?

Se puder apertá-lo entre os dedos, que consistência tem? Se não puder, como é a superfície? Áspera, lisa, irregular?

Antes de pôr na boca, pergunte-se: "Que gosto espero encontrar?"

Então coloque na língua, morda uma vez e explore o sabor. Era o que você esperava?

Como é quando você presta atenção enquanto come?

🌿

Caso se sinta inspirado depois desse ritual, transfira essa prática para os lanches e refeições. Lembre que a questão não é comer devagar. Explore o que e quanto você ingere quando deixa os sentidos e o corpo serem seus guias.

CAPÍTULO 11

Dia 8: Reconexão com o corpo

Vamos voltar ao momento em que você decidiu começar a comer, não importa se foi uma única uva-passa ou o pacote inteiro de biscoito.

Mesmo com a ferramenta do teste da fome do Capítulo 8, algumas pessoas acham difícil afirmar com certeza: "Estou mesmo com fome. Tenho necessidade biológica genuína de comida", porque nos afastamos muito das mensagens do corpo. Felizmente, o cérebro é muito flexível – ou, em termos científicos, tem um alto grau de neuroplasticidade. Podemos retreiná-lo para prestar atenção no corpo.

O cérebro tem um bom espaço dedicado a prestar atenção, tanto nas sensações e na temperatura quanto nas emoções. É a chamada *consciência interoceptiva*, que parece envolver a ínsula (palavra do latim que significa "ilha"). Acredita-se que o córtex insular esteja envolvido na sensação de emoções homeostáticas, como fome e sede. Também está ligado a sentir emoções, próprias e dos outros. Sabe-se que a ínsula é hiperativa em pessoas com transtornos de ansiedade, mas na maioria não é utilizada o bastante.

ESCANEAMENTO CORPORAL

Satya Narayana Goenka, mais conhecido como S. N. Goenka, era um empresário indiano que morava na Birmânia na década de 1960. Para combater dores de cabeça incapacitantes, aprendeu a meditar e achou a prática tão proveitosa que acabou dedicando a vida a ensinar a meditação vipassanã (o documentário *Doing Time, Doing Vipassana* conta como ele ensinou meditação a mil presos e funcionários da pior penitenciária da Índia). Criou centros de meditação no mundo inteiro.

Falecido em 2013, Goenka ajudou a popularizar um tipo de meditação que chamava de varredura do corpo: a pessoa se examina da cabeça aos pés para ancorar a consciência no momento presente. Ela estimula a percepção das sensações físicas e de como nos relacionamos com elas. No fim da década de 1970, Jon Kabat-Zinn incorporou essa meditação, rebatizada de *body scan*, ou escaneamento corporal, como prática básica de seu curso de redução do estresse com base na atenção plena.

Essa técnica pode ajudar a voltar a habitar o próprio corpo. É muito simples e extremamente proveitosa.

EXERCÍCIO DE ESCANEAMENTO CORPORAL

Se achar que a leitura do exercício a seguir o distrai, escolha na internet uma gravação no idioma da sua preferência. Você pode escutar uma versão em inglês em meu site (drjud.com/mindfulness-exercises).

Sente-se ou deite-se em um lugar tranquilo e confortável. Permita que seus olhos se fechem suavemente. Dedique alguns momentos ao movimento da respiração.

Quando estiver pronto, direcione sua atenção às sensações físicas, principalmente de toque ou pressão, onde o corpo faz contato com a cadeira ou o chão. A cada expiração, permita-se soltar as tensões.

A intenção da prática é, da melhor maneira possível, levar consciência às sensações ao concentrar a atenção em cada parte do corpo, uma de cada vez. Se a mente começar a divagar, traga-a suavemente de volta à consciência do corpo.

Agradeça a si mesmo pelo esforço de estar aqui agora. Observe como sente isso no corpo.

Agora, leve a consciência às sensações físicas do abdome enquanto inspira e expira.

Depois, dirija o foco da consciência aos dedos do pé esquerdo. Busque resgatar o fascínio infantil, como se fosse a primeira vez que observa seu pé. Concentre-se em cada dedo. Sente formigamento, calor, pressão, pulsação ou nada específico? Se não sentir nada em alguma região, mantenha o foco lá e continue observando.

Quando estiver pronto, leve a consciência à sola do pé esquerdo. Faça isso de modo suave e curioso, para perceber o melhor possível todas as sensações. Depois, convide sua atenção a ir para o peito do pé, o tornozelo, a panturrilha, o joelho. Pense na consciência como um holofote que passa devagar pelo corpo, revelando as sensações encontradas.

Se houver áreas onde é difícil perceber sensações, só sinta o máximo que puder. Se estiver julgando seu desempenho ("Será que estou fazendo certo?"), devolva a consciência ao corpo. Se estiver julgando seu corpo, tente ficar em uma região que não evoque julgamentos.

Agora, passe para a coxa esquerda. Observe as sensações. Talvez você sinta a pressão da perna contra a cadeira ou o chão.

Durante todo o exercício, é inevitável que a mente se afaste do corpo de vez em quando. Quando isso acontecer, reconheça sem julgar, observe para onde ela foi e traga a atenção de volta.

Convide a atenção para descer até o pé direito e os dedos. Continue a levar consciência e uma curiosidade gentil às sensações físicas e permita que elas sejam como são. Observe como sente a sola do pé direito, o peito do pé, o tornozelo, se é pulsação, pressão, formigamento, calor, frio.

Em seguida, convide a consciência a subir para a panturrilha e note as sensações. Depois, o joelho. Se sentir qualquer dor ou desconforto, apenas tome consciência. Da melhor maneira possível, deixe as sensações serem o que são. Conduza suavemente a consciência para a coxa direita. Observe as sensações.

Em seguida, vá para o quadril e a cintura. Sinta seu peso na cadeira ou no chão, e todas as sensações. Que sensações compõem sua experiência?

Conduza o foco lentamente para o abdome. Como você o sente? Observe que ele sobe e desce a cada respiração. Você pode começar pela pele, tomando consciência das sensações, e depois desloque a atenção para os órgãos internos.

Agora, leve a consciência para a caixa torácica. Perceba o máximo possível de sensações. Em seguida, suba para o peito e os ombros. Talvez você note o coração batendo ou o movimento das costelas, que sobem e descem a cada respiração. Veja se consegue observar as sensações com um fascínio de criança, como se as explorasse pela primeira vez.

Se notar que seus pensamentos se afastam, que você se distrai com um som ou fica inquieto, nomeie isso como "pensamento", "som" ou "inquietude" e traga suavemente a atenção de volta às sensações do corpo.

Conduza a atenção para os dedos da mão esquerda. Sinta cada dedo e os pontos em que estão em contato com a cadeira ou o corpo. O que acontece quando você presta atenção na mão inteira de uma vez só? Agora, suba para o pulso e o antebraço. Observe todas as sensações. Depois vá para o cotovelo, o braço, o ombro. Note qualquer tensão ou aperto.

Convide gentilmente a atenção a ir para os dedos da mão direita e sinta cada um. Note qualquer formigamento ou vontade de mexê-los. Em seguida, leve a atenção para a palma da mão e o pulso, o antebraço e o cotovelo. Depois, se concentre no braço e no ombro.

Deixe a atenção chegar ao pescoço. Note se há tensão, pressão, calor ou outra sensação. Desloque o foco para a parte de trás da cabeça. Veja se consegue sentir o cabelo. Leve a consciência à orelha esquerda, depois à direita.

Agora, conduza a atenção para o queixo. Concentre-se nas sensações do rosto. Como você sente os dentes? E a língua? Seja curioso. Pense nas bochechas, no nariz. Procure sentir a temperatura da respiração e se ela muda quando você inspira e expira.

Preste atenção nos olhos e nos músculos em volta deles. Agora, passe para as sobrancelhas e a testa. Seja curioso. Leve aquele fascínio de criança a cada sensação que perceber. Dirija então a consciência para o topo da cabeça.

Depois de "escanear" o corpo inteiro assim, fique alguns momentos repousando na consciência do todo. Observe que não é preciso muito esforço para descansar na consciência das sensações que surgem.

Para terminar, lenta e suavemente, enquanto ainda mantém a consciência do corpo, abra os olhos quando estiver pronto e permita que sua consciência se expanda para incluir o ambiente em volta.

Prestar atenção nas sensações físicas ajuda a ter consciência e a perceber com mais clareza as emoções e sensações corporais para aprender exatamente quais são e como elas conduzem os comportamentos. Isso também ajuda a sintonizar o cérebro para notar as sensações sutis do corpo e entender essas mensagens. A capacidade de usar o teste da fome aumenta, porque fica mais fácil discernir a diferença entre fome e solidão ou tédio.

Não se preocupe se seu corpo lhe parecer um território estranho. Aos poucos você vai se sintonizar e se ajustar cada vez mais a ele. Por isso se chama *prática* de atenção plena.

O escaneamento corporal pode ser ótimo antes de dormir, principalmente se ao encostar no travesseiro sua mente é invadida por arrependimentos, preocupações e planejamentos que não tiveram espaço durante o dia. A prática ajuda a afastar esses padrões de pensamento, adormecer mais rápido e acordar revigorado.

Se fizer o escaneamento com regularidade, talvez você note também que fica mais fácil entender o resultado do teste da fome. Você interpretará na mesma hora as mensagens do corpo.

MERGULHO NO CORPO

Uma de minhas histórias favoritas sobre como prestar atenção ajudou alguém a dar ouvidos às mensagens do corpo é a de Anne. Ela tinha acabado de falar com a irmã, um telefonema que a deixara furiosa. Estava dirigindo e, com raiva, viu um McDonald's. Nas palavras dela, "o pensamento foi: vá lá agora!". Alguém já descreveu comer em lanchonetes como "querer o hambúrguer da vergonha". Anne queria o hambúrguer da raiva, queimado nas chamas da ira. Como a fila do drive-thru estava grande, ela entrou para fazer o pedido. Enquanto caminhava pelo estacionamento, pensava *vou pedir isso, isso, isso, isso e isso*.

De repente, teve um momento de clareza. Notou que o cérebro lhe dizia o que fazer sem se preocupar com os desejos e necessidades do corpo. Pensou: *Que confusão. Você vai comer até passar mal porque está zangada. Ela vai vencer. É isso que você quer?* Parou, foi mais fundo e se perguntou: "O que você está tentando pôr para dentro sem sentir? Como sente isso no corpo agora? Não é bom. Como quer se sentir? Bem. Isso aí."

Ela explicou: "Quando mergulhamos no corpo, a mente fica quieta. É como se observasse. 'O que ela vai dizer?'" De acordo com Anne, o sentimento de querer engolir tudo passou. "Só estou com muita raiva e cansada de catar os caquinhos, mas não estou com fome. Deixar para lá na verdade foi mais fácil do que continuar." Ao notar que não estava com fome, ela deu meia-volta. "Eu me sentei no carro, e foi instantâneo: não queria nada. Então fui embora."

Esse é um grande exemplo da rapidez com que a situação pode mudar quando prestamos atenção no corpo. Temos um momento de consciência de que estamos repetindo um hábito que não vai resolver nada – a raiva e a mágoa, no caso de Anne – e conseguimos escutar o corpo em vez de seguir o impulso.

No fim da conversa, Anne disse ser a única pessoa que conhecia que *perdeu* alguns quilos durante a pandemia. Apontou para um quadro-negro na parede da cozinha com listas de compras e outras anotações. Durante muito tempo, escreveu nele *Confie*. Era seu mantra para se lembrar de confiar que tinha comido o suficiente. "É algo quase físico quando você dá um suspiro e quer se afastar da mesa. É assim: acabei. Se prestar atenção, o corpo dirá o que está acontecendo", explicou.

O corpo tem muita sabedoria a oferecer. Basta deixar a atenção mostrar onde está.

COLOQUE EM PRÁTICA

Tente fazer um escaneamento corporal hoje e procure praticá-lo regularmente. Começar na hora de deitar evitará que pareça mais um item da lista de afazeres do dia, sem gerar sobrecarga nem frustração se não conseguir. Mesmo que só chegue ao joelho antes de adormecer, tudo bem. Compare o que sente antes e depois. Se adormecer, pode classificar a atividade como "repousante". Aprender a escutar o corpo é um excelente modo de iniciar o processo de romper antigos ciclos de hábitos alimentares. Com o tempo, você vai notar que está mais sintonizado com as mensagens que ele emite e mais capaz de interpretá-las. Isso não quer dizer que não terá desejos provocados por estresse ou emoções, mas será mais capaz de distingui-los da fome homeostática. No próximo capítulo, aprenderá o que fazer quando esses desejos insistirem em aparecer.

CAPÍTULO 12

Dia 9: O platô do prazer

CHOCOLATE: UM EXPERIMENTO CIENTÍFICO

Imagine-se estar dirigindo pela estrada e ler em um outdoor: *Seja pago para comer quanto quiser do seu chocolate favorito!*

Qual é a pegadinha? Será um projeto de pesquisa de mercado em que uma fábrica recruta pessoas para ajudar a encontrar o ponto de êxtase de algum chocolate novo para gastarmos nosso suado dinheirinho comprando mais chocolate?

Não. Era uma pesquisa da Dra. Dana Small, na época aluna de pós-graduação da Universidade Northwestern, que elaborou essa experiência científica para medir o prazer. Professora de psiquiatria e psicologia, diretora do Modern Diet and Physiology Research Center (Centro de Pesquisa em Fisiologia e Alimentação Moderna) da Universidade Yale e hoje líder no campo da pesquisa de alimentos, ela publicou centenas de artigos sobre como o cérebro integra os sinais sensoriais e metabólicos que afetam as escolhas alimentares. Para medir como o olfato, o paladar e outras informações sensoriais afetam os sinais cerebrais, criou engenhocas para levar alimentos, líquidos e cheiros à boca e ao nariz das pessoas.

A Dra. Small queria que os participantes comessem seu chocolate *favorito*, e deixou que escolhessem. Fez um teste-piloto com 15 pessoas, que classificaram duas dezenas de chocolates, do mais ao menos agradável. O Lindt meio amargo (50% de cacau) e o Lindt ao leite ficaram repetidamente na posição mais alta. No entanto, e talvez isso combine com a experiência, as pessoas que gostavam de um não gostavam do outro. Para simplificar, na hora do exame cerebral ela deu às pessoas a opção de escolher entre os dois topos da lista.

A estudiosa criou uma escala para medir quanto os participantes gostavam do chocolate. Eles foram colocados no tomógrafo por emissão de pósitrons e receberam chocolate, um pedaço de cada vez, enquanto o cérebro era examinado. Depois de cada mordida, era preciso classificar, numa escala de −10 a +10, se queriam mais um pedaço: −10 era "horrível; se comer mais eu passo mal" e +10, "quero muito mais um pedaço".

Imagine dar a primeira mordida em seu chocolate favorito. Como você o classificaria? Provavelmente, +10, "quero muito mais um pedaço". Foi o que os participantes disseram. Então ela continuou. Outro pedaço. Classificação. Outro pedaço. Classificação. Mais um. Continuou alimentando os participantes até eles passarem bastante do ponto de êxtase. Ela não lhes dava quantidade excessiva contra a vontade. Todos sabiam no que estavam se metendo.

É surpreendente a rapidez com que se vai de "quero muito mais um pedaço" a "horrível; se comer mais eu passo mal". Para alguns, isso aconteceu depois de 16 quadradinhos. Para outros, foram necessários 74.

Como um chocolate delicioso pode ser ao mesmo tempo horrível? O cérebro tem que saber a diferença entre algo gostoso por ter sabor bom e algo gostoso porque gera uma sensação boa. Somos preparados para saber a diferença entre bom e excessivo. Isso funciona de modo bem diferente na sobrevivência. Agradável e desagradável nos permitem saber se a comida tem calorias (até quantas) ou se é veneno. As pontadas nos avisam que estamos com fome e quando já comemos o suficiente. Gostar é muito diferente de querer. Podemos gostar de algo e, dependendo das circunstâncias – por exemplo, após comer 73 quadradinhos de chocolate –, querer mais ou não naquele momento.

Dana Small queria registrar a diferença entre gostar de chocolate e querer mais – ou não. Ela se concentrou no querer: como o chocolate fazia as pessoas se sentirem. O que o cérebro dos participantes revelou? Conforme o valor de recompensa do chocolate diminuía, aumentava o fluxo de sangue no córtex orbitofrontal. Um modo de interpretar é que o córtex percebia que algo bom pode ser excessivo.

Ainda mais interessante foi que o córtex cingulado posterior disparava mais nas duas extremidades do espectro: querer mais e querer encerrar a experiência. Essa região do cérebro é o eixo de uma matriz neural chamada rede de modo padrão. Ela se ativa quando pessoas viciadas em certas substâncias e comportamentos são expostas a gatilhos cerebrais para se lembrarem desses hábitos – cocaína, cigarros, jogo.

PLATÔS DO PRAZER

Dana Small mapeou o que chamo de platô do prazer.

Quando sente fome na hora da refeição, você vai à mesa e o corpo diz: "Alimente-me." A comida se registra no cérebro como fonte segura de calorias. Então o cérebro verifica com o estômago se há mais espaço. Você subiu o morro, levado pelo gostar e pelo querer, e chegou ao topo do platô do prazer.

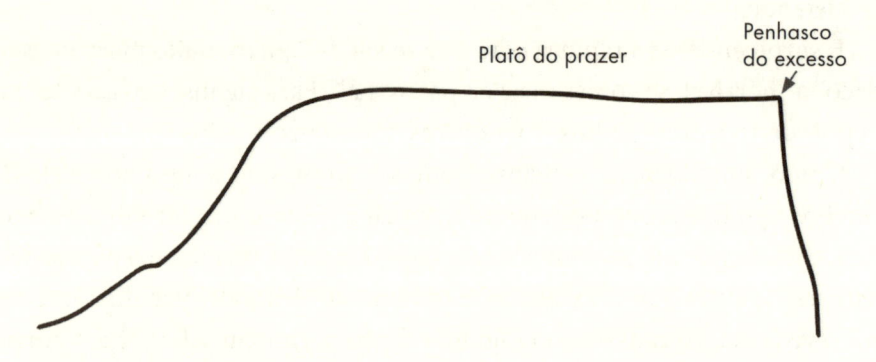

Figura 1. Platô do prazer.

Quando chegamos ao platô, o gostar se reduz um pouco. A comida não fica horrível de repente; só deixa de ser tão agradável. E o querer diminui muito. É o sinal do cérebro para desacelerar. Sem consciência, continuamos comendo e criando aceleração. Não vemos os alertas de que a estrada está acabando. De repente, voamos pelo precipício. Todos sabemos como é comer demais, seja em uma festa, seja por estar com pressa. Quando a poeira assenta, o estômago avisa que exageramos com mensagens de enjoo e indigestão.

Quando a refeição termina, vem a hora da sobremesa, seja por hábito de comer ou vontade de algo doce. Talvez surja o desejo de chocolate.

Como essa vontade não tem nada a ver com fome, o morro a subir é muito menor – tem mais a ver com satisfação ou contentamento do que com saciedade. Assim, o platô é atingido mais depressa, o que também facilita cair do penhasco do excesso.

Não importa se você se alimenta sem prestar atenção, se tem o hábito de comer demais ou se faz parte do clube do prato limpo; tudo isso ajuda a cair do penhasco. Depois você se sente péssimo, mental e fisicamente. Não é agradável comer demais nem exagerar nos doces.

O corpo é sábio e tem sistemas naturais para nos ajudar a parar, mas passamos por cima deles várias vezes. Caímos do penhasco repetidamente até começarmos a prestar atenção em como nos sentimos quando isso acontece – só aí mudamos de atitude.

Tracy me falou de sua experiência com o platô do prazer e o sorvete. "Foi uma questão de aprender com o tempo quantas colheradas eu realmente aprecio. Em algum momento, a boca fica tão gelada que não sinto mais o sabor. Deixa de ser gostoso."

Outra integrante do programa disse: "Examinei cada garfada, consegui deixar comida no prato e ir embora me sentindo satisfeita!!!"

Cultivar a consciência nos ajuda a ver quando já comemos o suficiente. Naturalmente, começamos a tirar o pé do acelerador e conseguimos parar sem ter que pisar com força no freio. Anne contou sua experiência de comer com atenção, que a ajudou a encontrar o platô do prazer e a parar de comer quando o corpo não queria mais. Ela explicou que tinha comido uma porção razoável de alimentos saudáveis no almoço, sem folhear uma revista nem ler no celular. Prestou atenção e apreciou o sabor de tudo. Quando deixou de ser gostoso, parou de comer mesmo tendo se permitido repetir se quisesse. Ficou maravilhada ao perceber que, quatro horas depois, ainda não estava com fome. O platô do prazer lhe permitiu saber quando o corpo estava satisfeito.

ENCONTRE SEU PLATÔ DO PRAZER

É simples (não necessariamente fácil). Para localizar o platô do prazer de seus alimentos favoritos ou da quantidade ingerida nas refeições, é preciso prestar atenção em cada garfada. Pergunte-se: "Esta garfada é mais, tão ou menos agradável do que a anterior?" Não é preciso observar nada além da garfada atual e da anterior. A consciência não vai tornar seu prato preferido desagradável de repente, mas, se for ficando menos gostoso, talvez você tenha chegado ao platô do prazer e as garfadas seguintes terão menor valor de recompensa.

Mapeie o platô do prazer e leve consciência a cada garfada. Você pode desenhar dois eixos: Y para o *prazer* e X para o *número de garfadas*. Veja onde e com que rapidez chega ao topo. Duas batatas fritas? Um pedaço de chocolate amargo? Talvez você se surpreenda.

Quando estamos famintos, é difícil prestar atenção. Por isso, é bom começar com uma sobremesa ou um petisco para entender melhor.

Depois, leve esse exercício de consciência às refeições e se concentre em agradabilidade, querer e saciedade. Use a boca como seu principal guia e dê ao estômago 15 minutos para avisar que está satisfeito. Os sinais de saciedade são processados cerca de 20 minutos após a primeira garfada. O cérebro também registra a mensagem mais ou menos nesse prazo – embora você possa chegar à saciedade antes. Não é preciso esperar 20 minutos a partir da última garfada, mas dar ao corpo tempo para processar o que e quanto você comeu.

No início você vai cair do penhasco algumas vezes. Desde que preste bastante atenção, aprenderá com a experiência. Verá os sinais antes na próxima vez. Com a prática, vai ficar cada vez mais fácil parar.

CAPÍTULO 13

Dia 10: A ferramenta do desejo (parte 1)

Talvez você tenha notado que o platô do prazer é bem alto. Se tem histórico de alimentação restritiva – "Não posso comer X de jeito nenhum, me descontrolo" –, vai parecer que nunca chega ao platô e que não há qualquer indicação de onde está o precipício.

O problema não é seu, nem do seu cérebro. É mais um reflexo dos limites das dietas restritivas. A abordagem "que privilegia a cabeça em detrimento do corpo" não se baseia no cérebro. Como tal, mostra a fragilidade sob pressão. Quando estamos estressados (ou pressionados por outra emoção forte), é fácil perder o controle. Então, violamos a abstinência, o que aumenta a nossa velocidade de queda no precipício. Precisamos reconectar o cérebro e o corpo.

Acontece que esse processo de calibragem tem um histórico longo mas muito ignorado.

PRESTE ATENÇÃO NA GRATIFICAÇÃO

Quando desenvolvíamos as ferramentas do Eat Right Now, encontrei o artigo "Overeating and Mindfulness in Ancient India" [Comer em excesso e atenção plena na Índia antiga], de meu amigo Bhikkhu Anālayo, acadêmico e monge budista, que fazia residência em um centro de estudos budistas no oeste de Massachusetts. Eu já meditava havia uns 20 anos e sempre me interessei pela tradução de conceitos budistas em ferramentas pragmáticas. Anālayo estava mais ou menos na mesma linha. Os ensinamentos centrais do budismo visam dar fim a qualquer forma de sofrimento. Perguntei a ele se havia exemplos de problemas por comer em excesso nos textos budistas. Bom acadêmico, Anālayo fez uma pesquisa que resultou no artigo.

O texto conta a história do rei Pasenadi, que comia demais. Sábio, ele pediu conselhos a Buda, que disse: "As pessoas constantemente atentas conhecem sua medida com a comida." Anālayo destaca que a escolha da palavra *medida* por Buda provavelmente se refere a comer o suficiente. Isso me soou bem parecido com o platô do prazer. O rei determina que alguém da corte recite o ensinamento antes de cada refeição. Assim consegue parar de comer em excesso e, aos poucos, emagrece.

Além do que Anālayo ressaltou, os textos budistas falam muito sobre três dimensões de qualquer experiência: gratificação, desvantagem e liberação. Por exemplo: "Parti buscando a gratificação no mundo. Encontrei a gratificação que há no mundo. Vi claramente com sabedoria até que ponto se estende a gratificação no mundo."

Pense na gratificação como satisfazer uma vontade. Interpretação: Buda se iluminou – não ter mais sofrimento –, mas não foi por se forçar a deixar de lado o que lhe dava prazer. Há muitas histórias de que, como príncipe, ele se entregou a comida, bebida, sexo, etc. Como não funcionou, tentou o extremo oposto e se tornou asceta, negando-se esses prazeres. Sim, ele experimentou a dieta da restrição e a aplicou além da comida. Também não deu certo.

Então, tentou uma abordagem radicalmente diferente. Prestou atenção tanto no processo de satisfazer seus desejos como no de se negar os prazeres mundanos. Perguntou-se: "O que ganho com isso?" Percebeu que satisfazer os desejos em si não era compensador. Por que fazer, se não é gostoso?

Descobriu ainda que a gratificação dos desejos era passageira e, paradoxalmente, só gerava mais desejo. Isso é importante, portanto não pule essa parte. Satisfazer a vontade de comer uma fatia de bolo pode ser muito bom no momento, mas talvez não tenha um valor de recompensa alto; o prazer é passageiro e você vai querer mais bolo. É como uma coceira interminável. Coçar é gostoso, mas depois coça *mais*, em um ciclo que os budistas chamam de *samsara* (ciclos intermináveis de sofrimento).

Buda ficou mais decepcionado quando viu esse processo com clareza.

Descobriu como se libertar do ciclo do sofrimento prestando atenção e mapeando-o. O paralelo com o que a ciência moderna descobriu sobre o rompimento dos ciclos de hábitos é quase perfeito demais. A consciência nos ajuda a aprender o resultado (o valor de recompensa) de nosso comportamento. Quando prestamos atenção e nos sintonizamos com as mensagens do corpo, percebemos a causa (coçar a coceira) e o efeito (a coceira continua a coçar). Isso nos leva a ficar ainda mais desencantados com os modos antigos e a ver algo diferente.

Só nos libertamos desse ciclo quando tentamos algo diferente. Tentamos não coçar, e a irritação passa. Estamos livres. Mas não coçar não foi desconfortável? Foi. Mas o que é pior? Ter coceira por pouco tempo ou por muito tempo? É difícil para o cérebro ver além da coceira imediata. Como aproveitar a gratificação imediata para parar de coçar? Podemos usar isso para, ao mesmo tempo, recalibrar o sistema e encontrar nosso real platô do prazer?

O valor de recompensa estabelece o platô do prazer em termos do que e de quanto comemos: até ficarmos saciados causa contentamento; além da conta pode promover alguma satisfação na mente, mas também produz descontentamento no corpo e na mente. Um pedaço de chocolate é compensador; 72 pedaços, nem tanto.

De acordo com os antigos ensinamentos, temos que explorar a gratificação até o fim. A única maneira de calibrar o sistema – encontrar o ponto real de contentamento – é pelos erros de previsão positivos e negativos. Quando se trata do excesso, tudo é sobre o erro de previsão negativo: saber por experiência própria que comer demais não é tão gostoso quanto o cérebro espera.

Criamos uma ferramenta para testar isso na vida real. A ideia é levar consciência ao excesso para vermos onde está o precipício e descobrirmos nosso platô real. Depois, não precisaremos pisar com força no freio quando virmos que estamos em alta velocidade à beira do precipício; parar no alto do platô fica muito mais fácil.

A FERRAMENTA DO DESEJO (parte 1)

A ferramenta do desejo funciona assim:
Observe quando sentir desejo por um alimento.

Se decidir satisfazê-lo, tudo bem. Mas *preste atenção* em como se sente durante o processo. Verifique seu corpo, suas emoções, seus pensamentos. Coma o tipo e a quantidade de alimentos que costuma consumir quando o desejo vem, mas faça isso como um exercício expandido de comer atento em que acrescenta prestar atenção em como se sente.

Depois, faça a si mesmo uma pergunta importantíssima: "O que estou ganhando com isso?" Assim você liga a causa (o que ou quanto comeu) aos efeitos no corpo e na mente. O cérebro pode ter algumas respostas imediatas – em geral, sob a forma de julgamento, como "você não deveria" ou "isso faz mal". Mas busque a sabedoria escutando o que seu corpo tem a dizer.

Se preferir um passo a passo, siga estas etapas para quantificar o resultado com mais facilidade.

A FERRAMENTA DO DESEJO

- Preste atenção em por que você quer comer agora (fome, emoções, tédio, etc.).
- Preste atenção no que vai comer. De que é feito? Qual é a aparência? E o cheiro?
- Preste atenção durante cada mordida (cheiro, sabor, textura, temperatura, etc.).
- Continue prestando atenção até acabar de comer.

Depois de comer, faça a si mesmo as seguintes perguntas:

1. Quanto você comeu (memorize a resposta):
   Mais que demais
   Demais
   Quantidade certa
   Muito pouco
   Nada

2. Como está fisicamente?
   Péssimo! –10 –5 0 +5 +10 Incrível!

3. Como se sente emocionalmente?
   Péssimo! −10 −5 0 +5 +10 Incrível!

4. Como estão seus pensamentos?
   Péssimo! −10 −5 0 +5 +10 Incrível!

Some o resultado. Uma nota positiva indica que você está encantado com o que fez, uma nota negativa mostra que está a caminho do desencanto. Lembre-se: o aprendizado baseado em recompensas se baseia na compensação obtida com o comportamento. Se você vir com clareza o resultado do comportamento, o cérebro calculará se o que você acabou de fazer é compensador ou não. Assim você ajudará a deixar mais claro para o cérebro o cálculo do erro de previsão.

Neste momento, você pode estar com dúvidas. Comi e o alimento satisfez meu desejo. Cedi e me sinto muito bem. Sim, coçar é gostoso e satisfatório na hora. Depois, vai coçar mais. Talvez o efeito da "bomba digestiva" ainda não tenha aparecido. Espere 1, 5 ou 15 minutos se respondeu "demais" ou "mais que demais" à pergunta de quanto comeu.

Há mais elementos nessa equação.

O cérebro é tão ligado à linguagem – o modo como descrevemos o que acabou de acontecer afeta o que sentimos – que as palavras das perguntas configuram nossa experiência.

Meu laboratório testou várias perguntas para descobrir a melhor maneira de obter a pontuação composta da experiência depois que as pessoas faziam o exercício. Pedimos que verificassem seus pensamentos, emoções e sensações corporais após comer e comparassem a sensação de satisfação com a de contentamento. *Satisfeito* e *contente* parecem sinônimos, mas não são.

Depois de satisfazer um desejo, até que ponto você se sente satisfeito? Até que ponto se sente contente? Para alguns, a resposta é a mesma. Para muitos, há uma grande diferença. *Satisfazer um desejo é diferente de se sentir contente depois*. Podemos ficar satisfeitos ao coçarmos depois de levar uma picada de inseto mas não contentes, porque a causa da coceira ainda está lá. Coçar é diferente de não sentir coceira.

Ficar satisfeito com algo por algum tempo não nos deixa necessariamente contentes e talvez nos impeça de perceber que, de modo inconsciente, podemos estar nos mantendo em um ciclo de sofrimento. O descontentamento nos ajuda a ficar desencantados com o ciclo, o que nos motiva a sair dele. Observe que esse é um motivador natural. Não precisamos nos forçar. Queremos mudar porque não estamos felizes com a situação. Mais provas de que não precisamos de força de vontade.

Você pode simplificar a primeira parte da ferramenta do desejo com estas duas perguntas:

1. O que estou ganhando com isso? (Observe seus pensamentos, emoções e sensações corporais.)
2. Até que ponto me sinto contente? (Pergunte-se isso outra vez daqui a 5 e 15 minutos.)

Cada vez que faz a primeira parte da ferramenta do desejo você ajuda o cérebro a determinar o novo valor de recompensa de cada comportamento alimentar antigo (ou novo) ao qual ela se aplica. Cada dado ajuda a avançar rumo ao ponto de virada. Essa mudança de comportamento indica um platô do prazer novo/recalibrado. Do mesmo modo que na minha obsessão pelas balinhas de gelatina, se não tiver satisfação com o que está comendo, o platô pode ser uma planície. A planície é o pior pesadelo da indústria de batata frita. Planície significa "É impossível me fazer sequer provar isso".

Você pode até treinar o uso da ferramenta do desejo com outros comportamentos, pois é assim que o cérebro aprende a mudar (por exemplo, veja até que ponto se sente contente depois de gritar com seus filhos ou seu cônjuge).

❦

Aqui está outra ideia importante. Comer com consciência não faz você parar de gostar de chocolate, bolo, sorvete ou seja lá o que for. Você pode até gostar *mais* quando notar como é gostoso. A questão é explorar a gratificação até o fim.

Quando incluímos a ferramenta do desejo no Eat Right Now, programamos o aplicativo para perguntar o nível de contentamento no momento. A pergunta é repetida em 5 e 20 minutos. Esses passos ajudam quando se come muito com rapidez. Lembre-se que pode demorar para as calorias serem absorvidas, a insulina subir, os sinais de saciedade serem disparados e ela se registrar no corpo. Isso dá ao estômago, ao corpo e ao cérebro tempo para avisar a você, se ainda não souber o que acabou de acontecer. Se não exagerou ao fazer o exercício, essa também é uma boa informação; cria encantamento por atingir o platô do prazer e parar antes de cair no precipício do excesso.

O corpo tem sabedoria suficiente para saber que junk food e alimentos industrializados não são tão bons quanto a comida não processada. Também sabe que comer demais não é gostoso. Podemos usar alimentos que consolam ou comer muito para nos acalmar, mas isso não tem nada de confortável. Só precisamos ver com clareza esse processo de causa e efeito. A causa – comer demais – tem um efeito: não se sentir bem. Precisamos de dados sólidos.

O processo de desencanto costuma ser gradual. Se mantivemos por muito tempo o hábito de comer determinado tipo ou quantidade de alimento, o que acontece quando começamos a prestar atenção? Podemos perceber que não é tão bom quanto na nossa memória. Mas isso não jogou para escanteio meu hábito de comer as balinhas de gelatina. Por quê?

Após comer por muito tempo, o valor de recompensa está bem gravado. Se eu prestar atenção suficiente para obter um erro de previsão negativo (pior do que o esperado), meu cérebro pode descartar esse dado. Como armazenei um imenso banco de dados com a informação "balinhas de gelatinas são boas", um único dado contrário é deixado de lado. "Ah, você deve ter cometido um erro", diz meu cérebro. Ele esperava que elas fossem gostosas e, em nome da estabilidade do sistema, não vai mudar de repente só por causa de uma informação.

Do ponto de vista da sobrevivência, isso é bom. Quando vimos várias vezes que algo nos ajuda a sobreviver, não é bom mudar de rumo só porque surgiu um dado novo. Fugiríamos para as montanhas sempre que ouvíssemos algum barulho alto e ambíguo. Temos que descobrir o que causou o barulho para determinar se é perigoso. Os anos em que esperamos o sinal verde para atravessar a rua em segurança não deveriam ser eliminados porque uma vez atravessamos no vermelho sem tráfego e sobrevivemos.

Tive de prestar atenção todas as vezes que comi minhas balinhas para ter certeza de que aquele primeiro erro de previsão negativo não era um acaso. Quanto mais informações reunia, mais provável que fossem precisas e confiáveis. Aquele ponto fora da curva – ou seja, estava realmente fora do que eu esperava – se transformou em norma. Tornou-se uma mensagem confiável. Não precisei de força de vontade. Bastou prestar atenção e ver várias vezes que na verdade não gostava daquele sabor. Foi assim que meu desencanto aumentou, e se mantém até hoje.

Com que rapidez esse processo funciona, em geral?

EM QUANTO TEMPO A FERRAMENTA DO DESEJO FUNCIONA?

Apaixonado por ciência, quis saber em quanto tempo alguém se desencanta com um alimento. Em um estudo liderado por Isabelle Moseley (aluna da Universidade Brown na época) e Véronique Taylor (bolsista de pós-doutorado), começamos com 64 mulheres acima do peso e acompanhamos o uso da ferramenta do desejo enquanto elas passavam pelo programa Eat Right Now. Oito semanas depois, medimos a mudança do desejo por alimentos, do comer por estresse e do comer com base em recompensas. Constatamos que, de forma parecida com o estudo de Ashley Mason mencionado na Introdução, todos tinham diminuído de forma significativa. Foi bom ver isso. A repetição é a marca registrada da ciência.

Depois nos concentramos na ferramenta do desejo. Podíamos calcular as mudanças dos valores de recompensa e ver com que rapidez elas aconteciam. Bastou usar a ferramenta do desejo 10 a 15 vezes para o valor de recompensa cair *abaixo de zero*. Observamos o valor diminuindo a cada uso da ferramenta e vimos as participantes deixarem de satisfazer a vontade de comer. Repetimos o estudo com mais de mil pessoas em uma amostra da comunidade e o resultado se repetiu: quando prestamos atenção, o valor de recompensa e o comportamento mudam rapidamente.

Isso é bom. Mesmo que tenhamos passado anos ou décadas com o hábito de comer demais, por exemplo, podemos mudar de comportamento logo. O cérebro é bastante plástico. Precisamos nos adaptar ao ambiente com rapidez. Nossos ancestrais não podiam se dar ao luxo de serem caçados pelo tigre vinte vezes até perceberem que era perigoso. Precisavam aprender rápido. Ainda temos essa capacidade. Quanto mais usamos a consciência, mais depressa aprendemos.

Rob explicou assim:

Eu não estava tentando mudar nada. Não tinha nenhuma pauta. Não estava fazendo dieta, nem me restringindo. Havia tentado de tudo e, quando entrei no programa, já tinha me rendido. Quando fui apresentado à curiosidade [prestar atenção com atitude curiosa], tudo mudou. Logo vi que conseguia tolerar estar vivo. Podia conviver com o desconforto. Eu estava tão derrotado depois de anos de ansiedade e obesidade que achava que não me restava nada para mudar, mesmo que quisesse. O pouquinho de esforço necessário para me lembrar de tomar consciência era tudo o que eu conseguia. Em poucas semanas, até esse pouquinho de esforço se tornou quase desnecessário. Ele foi substituído pelo chamado interno de ser curioso, só porque era mais agradável.

Ele não precisou de ninguém para lembrá-lo de prestar atenção. Seu sofrimento era tão doloroso que o motivou. Ele explorou a gratificação até o fim e se desencantou com o processo.

Se você estiver usando a ferramenta do desejo ou só se perguntando "O que ganho com isso?", saiba que consegue por conta própria.

USE A FERRAMENTA DO DESEJO

Veja se consegue utilizar a ferramenta do desejo pelo menos uma vez por dia nos próximos dias. Escolha momentos em que sentir vontade de comer algo sem estar com fome, ou quando estiver prestes a comer demais se tiver esse hábito. Você pode abrir o livro e se fazer as perguntas da ferramenta do desejo enquanto come. No fim, observe atentamente se está contente.

CAPÍTULO 14

Dia 11: Seu banco de dados do desencanto

Vamos revisar onde estamos. Na Parte 1, você aprendeu a mapear seus padrões alimentares. Na Parte 2, aprendeu a prestar atenção em seu comportamento para ver se é compensador e, se não for, interromper esse ciclo de hábitos.

Você viu que pode avaliar como é comer um alimento específico usando a ferramenta do desejo. Adotada com regularidade, ela ajuda a criar o que chamo de banco de dados do desencanto – um estoque de lembranças de erros de previsão negativos que seu córtex orbitofrontal pode consultar para decidir o que comer. Antes de fazer escolhas melhores, você precisa reduzir a atração dos comportamentos habituais mantidos há muito tempo.

Toda vez que o valor de recompensa despenca, cria-se mais um registro no banco de dados do desencanto. Conforme o verdadeiro valor de recompensa fica mais claro, o comportamento sobe ou desce na hierarquia das recompensas. Torna-se mais fácil descobrir o platô do prazer real.

A ferramenta do desejo foi elaborada para fornecer em tempo real dados sobre sua experiência. Quando se trata de mudar comportamentos, nada é mais valioso do que a própria experiência. E o feedback imediato é a melhor maneira de aprender. Vemos o resultado do comportamento em tempo real e, assim, não o confundimos com nenhuma outra causa. Quando o resultado vem depois, é difícil saber o que o causou, porque é mais difícil conectá-lo com o comportamento A; afinal, os comportamentos B e C aconteceram depois e poderiam ser a causa. Quanto mais usa a ferramenta do desejo, mais você abastece o banco de dados do desencanto.

Acontece algo muito bom quando você tem informações suficientes nesse banco de dados. Os desejos perdem força. Por quê? Se sentimos o gosto e o cheiro de um cigarro e achamos horrível, ao recordar essa experiência o cérebro diz: "Por que eu faria isso?!" Quando recordamos o que o corpo e o cérebro nos disseram nas dez últimas vezes que comemos demais, o cérebro começa a nos perguntar: "É isso mesmo? Você tem certeza? Lembre-se de como se sentiu na última vez."

TUDO A SEU TEMPO

Mais de uma década atrás, em um de nossos estudos sobre parar de fumar, observamos que, com o tempo, criar desencanto ajuda a reduzir os desejos. No fim de quatro semanas de tratamento, as pessoas paravam de fumar, mas ainda tinham muito desejo. Alguns meses depois, o desejo de fumar diminuía de forma significativa. As pessoas tinham parado de alimentar o fogo do desejo. Mas, como o que acontece com uma fogueira quando não se repõe a lenha, os desejos levaram algum tempo para se extinguir sozinhos.

Com aproximadamente um mês de tratamento, Jack me perguntou quanto tempo deveria esperar para as técnicas funcionarem. Percebi que ele esperava ouvir "A qualquer momento!".

Ele tinha usado as ferramentas de que havíamos falado nas duas sessões anteriores: prestar atenção quando sentia vontade de comer (por que) e tomar consciência enquanto comia para avaliar melhor quando estava saciado (como). Ele explicou assim: "Eu me pergunto: você está com fome ou é só o hábito de consumir mais comida? Tenho um nível de consciência, mas preciso entrar mais no corpo. Posso determinar que não estou com fome, mas ainda tenho vontade de comer mais." Ao falar do hábito do clube do prato limpo, ele observou: "Há um conflito. Sei que haverá a experiência desagradável [de comer demais]. Meu cérebro me diz que será delicioso, uma doce recompensa. [O cérebro falando com ele]: 'Você não quer deixar isso aí. É melhor terminar.' É muito sedutor." Jack descrevia o clássico cabo de guerra entre o cérebro e o corpo.

O cérebro emite uma mensagem, o corpo indica outra. A qual dar ouvidos?

Perguntei há quanto tempo Jack tinha aquele hábito alimentar. "Acho que desde a infância. É até doloroso pensar: cinquenta anos. Às vezes como por ansiedade ou tristeza, mas em outras é só um gatilho para buscar mais porque é o que sempre fiz."

Cinquenta anos é muito tempo reforçando um hábito. Em nosso estudo, os valores de recompensa mudavam com relativa rapidez. Também examinamos as alterações do desejo de alimentos usando o Food Cravings Questionnaire. Em dois meses, diminuiu bastante, o que coincidiu com a redução do comer por estresse. Felizmente, romper esses hábitos não demora cinquenta anos. Mas é preciso repetição para criar consciência.

No fim da sessão, dei a Jack sua missão: identificar em quanto tempo a experiência vence o cérebro.

Também expliquei que poderia atribuir a frustração a uma peculiaridade do cérebro chamada *delay discounting*, ou desvalorização pelo atraso.

DESVALORIZAÇÃO PELO ATRASO

O cérebro gosta de olhar para a frente. Projetamos o futuro e imaginamos aonde queremos ir e que comportamentos nos levarão até lá. Por exemplo, para quem vive no hemisfério Norte, geralmente 1º de janeiro é bem frio. Tentando nos aquecer, imaginamos como será o verão, quando poderemos ir à praia ou sair para apreciar o calor. Vemos anúncios de férias e vemos pessoas magras tomando sol. Imagens nas redes sociais nos fazem, consciente ou inconscientemente, querer ficar magras como aquelas pessoas. O cérebro embarca nessa ideia e estabelecemos a (mais uma) meta de emagrecer e entrar em forma para ir à praia em paz. Incentivados pela comilança das festas de fim de ano, 1º de janeiro costuma ser o dia de estabelecer aquelas metas de comer menos e fazer mais exercícios físicos. O cérebro nos incentiva a agir. Ele diz: "Faça isso agora e será recompensado depois."

A ideia de criar um plano que nos ajudará no futuro faz muito sentido. Se tirarmos boas notas no ensino médio ou na faculdade, conseguiremos um bom emprego. Se pouparmos, teremos mais recursos para a aposentadoria. Se escovarmos os dentes, as cáries e os tratamentos de canal serão menos prováveis. Se pararmos de fumar, reduziremos o risco de ter câncer. Se tudo der certo, teremos um lindo sorriso (sem dentadura!) no espelho (olhando nosso corpo de praia e saudável) quando nos aposentarmos em algum lugar ensolarado.

Dia 2 de janeiro, quando voltamos ao trabalho, olhamos a longa lista de e-mails e ficamos estressados. Todos os planos somem, e procuramos um docinho na gaveta.

O que aconteceu?

O nome científico do impulso inicial de janeiro que se transforma em desistência de fevereiro – se durar até fevereiro – é desvalorização pelo atraso. Há muitas pesquisas sobre o assunto (cientistas como Warren Bickel e outros são as estrelas na área). A síntese é: prefere-se uma recompensa menor agora do que uma maior depois.

Na economia, é possível calcular isso meticulosamente. Basta dar às pessoas a opção de ganhar, digamos, 10 dólares hoje ou 11 na semana que vem. A maioria prefere o dinheiro na mão. Por quê? O contador do cérebro faz as contas de que 11 dólares é 10% mais do que 10 e que não obteremos essa diferença aplicando o dinheiro no banco. Mas o cérebro de sobrevivência diz: *Não sei se esse sujeito vai aparecer na semana que vem. Não corra o risco. Pegue o dinheiro agora.*

O tempo é um elemento tão fundamental nesse processo que a desvalorização pelo atraso também é chamada de desvalorização temporal ou preferência temporal. Preferimos o que é certo. Quanto mais longe olhamos, menos certezas temos. Tudo pode acontecer entre agora e a próxima semana. O que dizer então do mês ou do ano que vem?

Quando pode escolher, o cérebro fica com o que deu certo muitas vezes – ou seja, o hábito. Poderíamos tentar emagrecer até o verão, mas falta muito. Não sabemos o que acontecerá até lá. *Sabemos* o gosto do doce e que ele vai aliviar rapidamente nosso estresse (ou pelo menos nos distrair). Roupas de verão daqui a seis meses? Guloseimas agora!

Talvez você esteja se perguntando: "Por que o autor dá más notícias sobre o cérebro?" Em algum momento você precisa ouvi-las. Gostaria de retardar por seis meses esta leitura ou acabar agora mesmo? É como arrancar depressa o esparadrapo: dói um pouco, mas é muito melhor do que prolongar a dor. Na verdade, quase toda a parte dolorosa já passou. Você sabe como funciona a desvalorização pelo atraso por experiência própria. Com certeza passou por épocas em que a vontade de comer muito superou a voz sensata do "você não deve". Talvez veja isso como uma boa notícia e como uma virada para aproveitar a desvalorização pelo atraso do cérebro: aprender e mudar agora não é melhor do que adiar para o futuro, quando os hábitos estarão ainda mais arraigados?

Em primeiro lugar, ver como a desvalorização pelo atraso funciona ajuda a ter menos confiança na força de vontade. Em geral, a força de vontade fica acenando com recompensas: coma menos, pare de fumar, economize, se exercite mais agora e você será mais feliz no futuro. Mas você não quer ser feliz neste momento? É claro que sim.

É agora que você consegue alterar o sistema de recompensa do cérebro. Perguntar "O que ganho com isso?" só serve para reforçar o benefício obtido agora mesmo. Cada "agora mesmo" deposita dinheiro a juros no banco cerebral a ser sacado como desinteresse – desencanto – quando precisar no futuro.

Tracy explicou que demorou a se desencantar com o comer demais nas comemorações familiares:

> Este último jantar de Ação de Graças foi o primeiro em que não passei mal por comer demais. Foi legal, porque, quando peguei meu prato e contornei a mesa para ir me servindo, sabia o impacto que a comida me causaria. Peguei só um pouco de tudo o que queria experimentar. Tinha aprendido quanto me sacia e qual é o ponto de virada em que a sensação deixa de ser gostosa.
>
> Às vezes percebemos algo e imediatamente não queremos repetir. Em outras, é preciso passar por muitas tentativas. Foram necessários muitos jantares de Ação de Graças para eu notar que no final ficava péssima, em coma alimentar. Não apreciava mais o tempo de socialização com as pessoas. Queria ir logo para casa e dormir. Fiquei muitos anos e muitos eventos não querendo mais me sentir mal dentro do meu corpo.

Tracy ressaltou que isso não tinha nada a ver com contagem de calorias e força de vontade e destacou as recompensas reais e tangíveis de estar contente naquele momento. "Não tem nada a ver com quanto eu deveria comer, nem com controlar as porções. É aprender de quantas garfadas eu gosto."

Ela também destacou a importância de ter paciência no processo. É facílimo para o cérebro esquecer como é comer demais e desvalorizar isso em troca da recordação de algo positivo do passado: *Estava tããããoo gostoso! Eu me diverti tanto!* O cérebro quer ficar com o lado positivo da história, então se lembra do que é bom e esquece o que de fato aconteceu – até que as situações se repetem tanto que não podemos mais ignorar a verdade. São as observações repetidas que levam à mudança duradoura. Quanto mais prestamos atenção, mais precisas são as observações e mais depressa o cérebro acredita que são um sinal concreto de que algo mudou. Os sinais do valor de recompensa são atualizados. O platô do prazer é recalibrado e realinhado com base na realidade atual. Sabemos que preenchemos nosso banco de dados do desencanto até o ponto em que se acumulou valor suficiente para começarmos a retirar.

Temos que preencher o banco de dados com essas informações novas para que sejam mais numerosas do que as antigas e estabeleçam com clareza a nova recompensa. Só então a mudança de comportamento se torna o novo hábito. Meu banco de dados do desencanto com balinhas de gelatina está cheio. Não preciso mais comê-las para saber que o sinal é concreto. Basta recordar como era para dizer "Não, obrigado".

Caso você tenha passado por cima da informação ou seu cérebro não queira absorvê-la, lembre que o desencanto não torna sem graça nenhum alimento gostoso. O chocolate não ficará menos atraente. Seu sorvete favorito não perderá esse lugar. Você pode até gostar mais. Só que gostar é muito diferente de querer. Não há problema em apreciar comidas gostosas. Mas, quando você presta atenção, pode passar do exagero e do comer automático, que reduzem a experiência, a ficar contente agora. Toda vez que muda esses comportamentos, o banco do desencanto ganha mais dados e se torna mais fácil aproveitar a experiência no futuro.

CRIE SEU BANCO DE DADOS

Você já tem o necessário para criar o banco de dados do desencanto: a ferramenta do desejo. Se já a usou algumas vezes, está no caminho certo. Escolha um alimento especialmente problemático para você. Ou, se seu caso é comer demais, concentre-se nisso. Veja se consegue usar a ferramenta do desejo de 10 a 15 vezes (ou mais) com esse comportamento e acompanhe o resultado. Faça um gráfico da pontuação composta para ver como ela muda com o tempo (nota no eixo Y, tempo no eixo X).

CAPÍTULO 15

Dia 12: Olhar para trás e ir para a frente

Por mais que preste atenção nas mensagens do corpo e consiga separar a fome do fantasma faminto, você vai escorregar. Você é um ser humano. Felizmente, seu cérebro incrível processa experiências de um modo que deixa os computadores mais potentes envergonhados e permite aprender com os reveses. Comeu um saco inteiro de batata frita ontem? Sem problema. Comeu duas – ok, três – fatias de bolo em uma comemoração? Tudo bem. Ainda não perdeu o hábito do lanchinho à meia-noite? Não se preocupe. Contanto que dê bom uso a essas experiências, você pode transformar a sensação de fracasso ou a fonte de vergonha em ímpeto de progresso.

ABASTEÇA COM FEEDBACK

Pense em seu atleta favorito. Por mais que treine e seja talentoso, ele não conseguiria o desempenho máximo sem a ajuda de um técnico. Até os melhores atletas buscam feedback, porque aprendem quando outras pessoas apontam em que poderiam melhorar. *Aqui você foi lento demais para reagir. Ponha as pernas para funcionar mais depressa.* Os bons atletas usam o feedback para fazer ajustes. Aprendemos com nossos erros.

Na verdade, aprendemos mais quando tropeçamos ou caímos do que quando não erramos. É muito comum que as pessoas se sintam derrotadas se não fazem progresso ininterrupto. Ignoram que aprender com os erros é a melhor maneira de avançar.

O aprendizado não é linear. Parece mais o movimento de um serrote. Às vezes, quando aprendemos com o que acabou de acontecer, parece que estamos indo para trás, mas pode ser só o preparo para um salto à frente. Isso é percepção.

A atenção plena é ideal, mas pode ser bem difícil prestar atenção no resultado de nossas ações no momento. Pessoas nos chamam, uma música toca ao fundo, um problema do trabalho não sai da nossa cabeça. Nem sempre conseguimos recuar para ver o que estamos fazendo. Além disso, parece que o momento passa muito rápido. Ou não estamos a fim de prestar atenção. Isso acontece muito. Em resumo, é o f*da-se. *Isso é demais. Não vou prestar atenção.*

Saiba que não tem problema se de vez em quando você deixar de lado toda a atenção cuidadosamente cultivada. Nem tudo está perdido. Uma das capacidades incríveis da mente é a de voltar a uma experiência depois que ela acaba. Nem sempre conseguimos comer com atenção, mas podemos recordar o que aconteceu.

Às vezes aprendemos mais recordando do que na hora em que está acontecendo. De volta à analogia esportiva, o que pode não ter sido óbvio no momento parece ser quando assistimos ao replay em câmara lenta.

A ESCORREGADA DE JACK

Em nossa quarta sessão, Jack me contou como tinha sido o jantar da noite anterior. Ele pedira comida mexicana para viagem. Antes, avaliou o que queria e se decidiu por uma salada grande. Quando ele e a esposa começaram a comer, ele prestou atenção e notou que seu querer diminuía. Estava se aproximando do platô do prazer. "Reconheci que estava mais saciado do que precisava." Só que ele continuou comendo. Dizia a si mesmo que pelo menos salada era saudável, o que alimentava o comportamento de comer demais.

O exemplo mostra que não conseguimos sair desses hábitos só com o pensamento. O cérebro muda a história para permanecer no lado vencedor. Primeiro, nos diz que é bom parar. Quando vê que não está dando certo, diz: "Pode comer, pelo menos é saudável."

Prestar atenção no resultado de nossas ações é fundamental para atualizar seu valor de recompensa no cérebro e, portanto, mudá-lo. Se não fizer isso antes, preste atenção durante, ou mesmo depois. As ações causam resultados dolorosos? Eles podem aparecer no corpo, como se sentir mais saciado do que precisa, ou na mente (e no corpo) na forma de pensamentos e sentimentos de arrependimento. Mesmo que não consiga prestar atenção e aproveitar seu banco de dados do desencanto antes de realizar uma ação ou se perder nela enquanto a realiza, você pode aprender muito na retrospectiva.

Um aparte importante: arrependimento é diferente de vergonha. O arrependimento nos indica que há algo errado que é preciso alterar no futuro. A vergonha nos aprisiona em espirais de culpa e mais vergonha, o que tira o foco da ação e nos suga para nos castigar (abordaremos esse assunto adiante).

Pude ver as conexões se formando no cérebro de Jack. "É um jeito bom de olhar. É um processo." Ele estava pronto para ouvir o próximo passo.

Retrospectivas

Para ajudá-lo a usar a escorregada para aprender, conduzi Jack pelo processo de fazer um retrospecto do que aconteceu. Perguntei:

– Consegue trazer de volta o sentimento de ontem à noite de ter comido demais?

Ele fez sinal afirmativo.

– Como seu corpo se sente?

Ele parou, tateando o corpo enquanto recordava a experiência.

– Sinto desconforto. O estômago estufado pressiona os órgãos, a pele. Sinto a barriga se distender. Mais cheia do que o necessário. Desconforto.

– Se tivesse o jantar à sua frente agora e se lembrasse do que aconteceu, isso ajudaria hoje?

– A próxima garfada será mais satisfatória do que a anterior? A resposta, quando chego à saciedade, é não. Essas duas peças combinadas vão me permitir dizer *basta*. É que fico muito na mentalidade de terminar. Sempre termino. Pensei: "Não preciso terminar", mas deixei esse pensamento de lado. Era uma salada. Eu me convenci de que estava tudo bem. Fui para a cabeça em vez do corpo.

Ele terminou assim a retrospectiva:

– Como vou me sentir se parar agora? Qual é um lugar muito mais confortável para se estar?

❦

O cérebro prevê o futuro com base em experiências passadas. Quando fazemos uma retrospectiva horas depois ou no dia seguinte, desaceleramos e captamos os detalhes do que aconteceu. Recordarmos de maneira suficientemente viva bastará para mudar os padrões cerebrais do comportamento anterior. O cérebro registra sentir X como sentir X, seja no dia anterior, seja agora.

As retrospectivas podem ser muito potentes. Prestamos atenção no resultado da ação. Depois, recordamos e nos perguntamos: "O que ganhei com isso?" Registramos essa lembrança. Podemos repetir enquanto for proveitoso para aprender. Quanto mais nítida a recordação do resultado da ação, mais nos concentramos, obtemos aquele erro de previsão negativo e nos desencantamos com o comportamento. Quanto mais desencanto acumulamos, mais registramos a lembrança. Quanto mais registramos a lembrança, mais fácil e rápido fica recordá-la no futuro.

A recordação faz algo bem legal com a memória. Da próxima vez que estivermos na mesma situação, será mais fácil lembrar o que aconteceu, porque quanto mais recordamos, mais profundo aquele circuito cerebral fica. Vamos aumentando a capacidade de escolher melhor.

Como recordamos é tão ou mais importante do que *o que* recordamos. Temos realmente de sentir como foi para recriarmos esse sentimento na recordação. Se não sentirmos o estufamento, a indigestão, o arrependimento ou outro resultado, o cérebro não aprenderá. A *experiência sentida* do resultado do comportamento é mais importante do que o comportamento em si. É ela que indica ao cérebro se devemos repetir a ação. Toda vez que passamos o replay e sentimos o resultado fica mais fácil lembrar se o comportamento foi compensador.

O melhor é que a recordação não custa nada. É um petisco mental saudável para mastigar a qualquer momento que for preciso (com curiosidade e bondade, em vez dos hábitos de julgamento, culpa e vergonha). Vejamos um exemplo de como funciona na vida real.

Em um dos grupos semanais pelo Zoom que ajudo a liderar, uma participante contou que, no dia anterior, tinha voltado do trabalho com planos de ter um jantar saudável, mas estava cansada e acabou fazendo tortilhas com queijo na air fryer. Teve uma dor de barriga horrível, tomou antiácidos e outros remédios, mas não adiantou. O desconforto a manteve acordada até as três da manhã. Fazia duas semanas e meia que usava o programa Eat Right Now e já compreendia o conceito de prestar atenção, mas, como ela disse, "às vezes estou cansada e não consigo, só quero comer o que tenho vontade". Ficou aborrecida porque não conseguiu se controlar.

Como fiz com Jack, afastei a conversa do autocontrole e lhe perguntei se ainda se lembrava do resultado. Sim, era bem claro. Ressaltei que a experiência não seria desperdiçada. Toda vez que recordasse o suficiente da situação, conseguiria baixar o valor de recompensa sem ter de repetir a ação. O tom de voz e a expressão facial dela mudaram. Ela estava aprendendo, naquele momento de recordação. Isso a inspirou a trocar a sensação de "estraguei tudo" para "o que posso aprender?".

Podemos aplicar essa prática da retrospectiva quando temos vontade de comer sem fome ou caímos no precipício do excesso. Também podemos adotá-la após episódios em que comemos de forma saudável e conseguimos parar no platô do prazer em vez de ceder à compulsão ou comer demais. Assim como aprende com os erros de previsão negativos (Argh, comer demais provoca uma sensação muito desagradável!), o cérebro também se beneficia com os erros de previsão positivos (Uau, me senti leve e cheio de energia porque não comi demais/fiz uma refeição saudável. Estou orgulhoso, sem culpa!)

Cada etapa, seja olhando o momento ou fazendo uma retrospectiva, nos leva a avançar – desde que estejamos dispostos a aprender.

FAÇA UMA RETROSPECTIVA

Pegue seu caderno. Pense na última vez que comeu sua versão de balinhas de gelatina ou caiu no precipício do excesso. Concentre-se algum tempo no sabor ou na quantidade. Leve a consciência ao corpo. Lembra como se sentiu? Teve algum pensamento ou emoção? Como estava vinte minutos depois? Pergunte-se: "O que ganhei com isso?" Não deixe o cérebro falar; observe o que o corpo tem a dizer. Agora, traduza a experiência em palavras, registre os detalhes no papel. Isso o ajudará a recordar com mais facilidade no futuro e vai prepará-lo para a segunda parte da ferramenta do desejo.

CAPÍTULO 16

Dia 13: A ferramenta do desejo (parte 2)

Certo dia de 2018, peguei um avião para cruzar o país, e faria pelo menos uma de minhas refeições no ar. Em geral, levo algo saudável para comer de manhã (minha opção atual é um sanduíche com abacate), mas naquele dia estava com pressa e embarquei sem o lanche. Quando nos preparávamos para decolar, uma das comissárias me ofereceu um pacote de salgadinhos de queijo, daqueles bem alaranjados, cor de cone de trânsito. Eu me lembrei que tinha embarcado de mãos vazias e olhei o petisco com toda a sua glória bem embalada. Admito que fiquei tentado (comida grátis!). Então fiz algo que mudou meu pensamento: imaginei que abria o pacote, colocava os salgadinhos na boca e mastigava a massa falsa e a pasta de queijo também falsa. Notei que meu estômago se revirou. Não comi o petisco. Só *imaginei* como seria, e meu estômago reagiu.

O corpo é muito sábio. Ele não precisa ler a lista de ingredientes para saber se algo é bom para nós. Basta lhe darmos ouvidos.

Aqueles dez segundos – em que simulei comer os salgadinhos e senti repulsa – plantaram a semente da ferramenta do desejo. A pergunta "O que ganho com isso?" gera uma sensação clara do que compensa ou não. As retrospectivas permitem recordar para aprender. A segunda parte da ferramenta do desejo unirá o passado das retrospectivas aos dados coletados na experiência atual. Assim será possível olhar o futuro para prever o resultado do comportamento *antes* que ele ocorra e então mudar seu curso.

CÁLCULO DO VALOR DE RECOMPENSA ARMAZENADO

Primeiro, observe quando sentir desejo por um alimento. Depois, *imagine* que o come com toda a sua glória, incluindo cheiro, temperatura, textura, sabor, etc. Se sua dificuldade for a quantidade, concentre-se em quanto você come. Não se censure. Vá com tudo.

O terceiro passo é imaginar o resultado. Como se sente com aquilo no estômago? Como é comer depressa demais ou ir além da saciedade? Como isso afeta seu humor e/ou nível de energia? Que emoções aparecem? Frustração? Raiva? Decepção?

Aqui está a primeira parte da ferramenta do desejo outra vez. Você pode usá-la para quantificar o resultado. Só que agora você vai responder às perguntas depois de imaginar o comportamento, em vez de vivê-lo de fato.

A FERRAMENTA DO DESEJO (parte 2)

No plano da imaginação:

- Preste atenção em por que você quer comer agora (fome, emoções, tédio, etc.).
- Preste atenção no que vai comer. De que é feito? Qual é a aparência? E o cheiro?
- Preste atenção em cada mordida (cheiro, sabor, textura, temperatura, etc.).
- Continue prestando atenção até acabar de comer.

Depois de imaginar que comeu, faça a si mesmo as seguintes perguntas:

1. Quanto você comeu (memorize a resposta):
   Mais que demais
   Demais
   Quantidade certa
   Muito pouco
   Nada

2. Como está fisicamente?

   Péssimo! −10 −5   0   +5 +10   Incrível!

3. Como se sente emocionalmente?

   Péssimo! −10 −5   0   +5 +10   Incrível!

4. Como estão seus pensamentos?

   Péssimo! −10 −5   0   +5 +10   Incrível!

Parte 2

Agora, responda: até que ponto a vontade de comer esse tipo ou quantidade de comida é forte, em comparação com antes do exercício?
Muito mais fraca −10 −5 Igual a antes 0 +5 +10 Muito mais forte

Se você nunca prestou a devida atenção no resultado de comer esse tipo ou quantidade de alimento, talvez deseje ainda mais. Sem problema; só significa que precisa de mais dados. Pode continuar usando a ferramenta do desejo (parte 1): comer com consciência. Repita o processo quantas vezes forem necessárias. Vá acrescentando informações para formar seu banco de dados.

Se prestou atenção e já tem um banco de dados robusto, talvez você esteja menos empolgado para comer do que antes de começar o exercício. O resultado da ferramenta do desejo aplicada aos salgadinhos de queijo me trouxe uma conclusão clara: eu me sentiria melhor se não os comesse.

Caso faça algum tempo que você não come determinado tipo ou quantidade de alimento, talvez também deseje mais. Isso acontece porque o cérebro usa a experiência passada para prever o futuro. Outra possibilidade é que, como passou certo tempo, seja difícil recordar a experiência e, portanto, o valor de recompensa. Também não tem problema. Reflita sobre a vez mais recente que saboreou aquilo. Recorde como *seu corpo* se sentiu. O corpo que sente é muito mais forte do que o cérebro que pensa. O córtex orbitofrontal escuta os indícios apresentados pelo corpo na última vez. Se for difícil recuperar essa lembrança corporificada, não se preocupe. Isso só indica que seu banco de dados precisa de atualização. Como acontece com uma memória antiga demais para ser acessada pelo novo sistema operacional do computador, você precisa coletar mais dados. Volte à ferramenta do desejo (parte 1).

Usar a ferramenta do desejo não é um exercício intelectual. Você *sabe* que comer certos tipos ou quantidades de comida não é "bom". Mas isso não basta para ter efeito. Concentre-se na experiência corporificada. Como sente no estômago? Como fica emocionalmente depois? É no corpo que está a ação. Em jargão científico, você está levando o valor de recompensa anterior do comportamento alimentar para sua memória de trabalho.

A ferramenta do desejo depende apenas da consciência. Quando, na primeira parte, prestamos atenção no resultado de comer para satisfazer um desejo, podemos ver com clareza o que nos deixa descontentes e quanto. Cada informação é depositada no banco de dados até ele estar abastecido o suficiente para passarmos à segunda parte da ferramenta. Levaremos a consciência ao presente para apertar o botão de pausa do comer automático e simular no cérebro o resultado do comportamento: o que acontecerá se comermos determinada quantidade daquilo?

É interessante que a expressão *atenção plena* seja uma tradução moderna de *sati*, que na antiga língua páli significa lembrar ou recordar. Do ponto de vista do cérebro, recordamos experiências passadas no presente para prever o comportamento futuro. Com a segunda parte da ferramenta do desejo, imaginamos como seria comer determinada quantidade de algo. Mas o que o cérebro faz é recordar que aquilo provoca uma sensação específica. Quando o resultado líquido é positivo, o cérebro diz "vá em frente". Se for negativo, o desencanto nos ajuda a não repetir o comportamento, porque o cérebro tem elementos suficientes para não voltar ao que não é agradável. Caso não tenhamos dados suficientes para simular o que acontecerá ou não conseguirmos lembrar como foi, repetiremos a primeira parte da ferramenta do desejo para coletar mais dados.

Jacqui contou que aprender o desencanto foi "transformador e fascinante". Ela ficou ainda mais empolgada quando percebeu que tinha décadas de dados de desencanto para aproveitar e podia ir diretamente para a segunda parte da ferramenta do desejo. "Quem diria que todas aquelas experiências indesejadas do passado seriam tão proveitosas agora!" Anos depois, ela recordava toda a experiência da última compulsão. Começou com um coquetel "dane-se", feito com uma combinação de ansiedade, empolgação, expectativa e vergonha que a levou a fugir da prisão da restrição alimentar. O sabor agradável dos donuts só durou algumas mordidas e foi afogado pela urgência de continuar engolindo para ofuscar as emoções iniciais de estresse que levaram à compulsão. "Depois tinha sensações muito desconfortáveis de inchaço, peso e náusea e não conseguia me mexer nem respirar bem." A compulsão costumava ocorrer à noite. Na manhã seguinte, ela ficava de ressaca alimentar: qualquer comida parecia uma bomba intestinal, havia uma sensação dolorosa "com uma porção extra de autocrítica para completar". Não era nada divertido de lembrar, mas pelo menos ela deu bom uso à lembrança.

Depois de aprender a explorar o que ganhava com a compulsão, Jacqui conseguiu aproveitar esse banco de dados do desencanto para usar a segunda parte da ferramenta do desejo:

Quando sentia que ia mergulhar na compulsão, em geral a caminho de casa depois de dar aulas ou cuidar de pessoas, eu estacionava na frente da loja ou lanchonete, com total permissão de entrar, se quisesse. Recordava como seria se atendesse ao meu desejo. Repassava tudo – a compra constrangida, o breve alívio – e o empanzinamento, o desconforto, a vergonha, a náusea, o coma de carboidratos, o sono ruim, a ressaca e a autocrítica. Então ia embora (em geral, rindo), me sentindo tão livre e empoderada que nem sei explicar!!! Foi um joguinho que fiz por algum tempo, porque era muito estranho, novo e divertido não ser mais escrava do desejo!

Veja quanto das duas partes da ferramenta do desejo você consegue levar para sua vida agora. Tem muitos dados de desencanto armazenados para passar diretamente às simulações? Se não tiver, não se preocupe. Pode levar algum tempo. Observe quantos dados você consegue coletar cada vez que come. Também fique de olho nos ciclos de hábitos de autoflagelação, como se condenar ou se castigar por ainda não ter acertado. Nesses casos, aplique a ferramenta do desejo da mesma maneira: pergunte-se o que está ganhando com esse hábito e veja se consegue criar desencanto com ele ao mesmo tempo. Quanto mais consciência você tiver de cada mordida (ou pensamento de autocondenação), mais rápido seu banco de dados vai crescer.

USE A PARTE 2 DA FERRAMENTA DO DESEJO

Na próxima vez que sentir vontade de comer um tipo de alimento com que você tem dificuldade ou estiver prestes a fazer uma refeição em que comeria além da saciedade (o clube do prato limpo), adote a segunda parte da ferramenta. Anote a intensidade da vontade de manter o comportamento. Se ela passar ou diminuir, registre como se sente: o poder do desencanto. Se ficar mais urgente, coma. Mas, ao mesmo tempo, siga as etapas da segunda parte da ferramenta do desejo para não deixar de coletar dados.

CAPÍTULO 17

Dia 14: O exercício RAIN contra o monstro

Como você viu na primeira parte do livro, o ato de comer é, em parte, provocado por emoções ou pelo piloto automático. Quando o cérebro planejador e o de sobrevivência se comunicam mal, o córtex orbitofrontal pode ficar sobrecarregado e o comer emocional ou habitual vence. Neste capítulo e no próximo, você aprenderá duas ferramentas fundamentais para sair do piloto automático e levar consciência a momentos assim *antes* que o córtex orbitofrontal decida pegar o garfo.

Os dois próximos capítulos serão uma aula magna sobre atenção. A consciência que você está aprimorando será usada para encarar o medo dos desejos ou os momentos em que se sente sem controle. No fim, você terá ferramentas para superar os desejos quando eles aparecerem e poderá aplicá-las à comida e a qualquer comportamento habitual.

❦

Com a Dra. Robin Boudette, superviso semanalmente um grupo de formação de facilitadores do programa Eat Right Now. Ela tem vinte anos de experiência como psicóloga especializada em recuperação de transtornos alimentares. Como praticante e instrutora de atenção plena, Robin buscava maneiras de levar essa prática a seu trabalho, e o Eat Right Now foi a oportunidade perfeita.

Quando nós dois examinamos os pedidos de inscrição para cada novo grupo, o currículo dos candidatos é menos importante do que o histórico com a comida.

Mary Beth, orientadora em casos de abuso de substâncias psicoativas e instrutora de MBSR (redução do estresse baseada na atenção plena) na Flórida e que concluiu o programa para facilitadores, hoje lidera grupos, principalmente de pessoas que sofrem de ansiedade e padrões de hábitos que não lhes servem mais. Durante o treinamento, ela nos contou que o pai configurou sua relação com a comida desde a infância. O pai, que era cobrador de pedágio de pontes e túneis e levara 13 anos para terminar a faculdade, valorizava profundamente a educação e queria passar esse valor à filha. Por isso, quando seu boletim só tinha notas máximas, ele a recompensava com uma banana split, o doce favorito da menina. Se as notas não fossem as mais altas mas ela demonstrasse esforço, a recompensa era "reduzida" para um milk-shake. "Sempre invejei meu irmão, que toda vez ganhava a banana split. Meu pai devia conhecer o aprendizado baseado em recompensas", disse.

O pai de Mary Beth estabeleceu um ciclo de hábitos:

Gatilho: Necessidade de boas notas
Comportamento: Estudar muito
Resultado: Banana split

Com o passar dos anos, Mary Beth descobriu que queria se recompensar com comida sempre que conseguia algo difícil. O primeiro emprego? Doce. Matrícula na faculdade? Doce. Terminar um relacionamento tóxico? Doce. O corpo talvez não quisesse uma banana split, mas o fantasma faminto, sim.

CRIAMOS MONSTROS SEM QUERER

Quase todos nós internalizamos esse tipo de treinamento de hábitos no decorrer da vida: nos recompensamos quando somos "bons" e nos punimos quando somos "maus". No roteiro de uma animação que usamos nos programas, uma criança faz manha e se acalma quando lhe dão um pirulito. Ela aprende que assim pode ganhar pirulitos no futuro. A animação sugere explorar o que acontece se não dermos um doce à criança naquela situação. O comportamento será desagradável por algum tempo, mas ela acabará parando de gritar. Também nos leva a imaginar nossa criança interior, a quem demos doces para a manha parar, e o que acontece se aprendermos a conviver com os gritos em vez de tentar interrompê-los repetindo um hábito.

É claro que precisamos tratar os filhos, e a nós mesmos, com amor e compaixão, mas satisfazer cegamente todos os desejos deles não garante nenhum prêmio em concursos de pais. Devemos saber como funciona a mente das crianças para não cair sem querer nos hábitos inúteis, como fez o pai de Mary Beth ao usar a comida para fazê-la estudar mais. Descobrir as necessidades de nossos filhos é uma parte fundamental do amor. Quando uma criança chora, a reação compassiva é descobrir de que ela precisa, não simplesmente lhe dar algo de que gosta.

Isso também serve para a criança manhosa que existe dentro de você. Quando parece que o mundo decidiu lhe direcionar todos os seus incômodos e injustiças, a única saída em vista é um pirulito ou uma banana split. Mas podemos nos amar e nos treinar para escolher comportamentos proveitosos ao mesmo tempo. (Mais sobre amor e compaixão adiante.)

O MONSTRO DO DESEJO

Para nossa amiga Jacqui, os desejos não eram uma doce criança interior fazendo manha, e sim um monstro faminto e raivoso.

No período em que Jacqui restringia o tipo e a quantidade do que comia para alcançar um objetivo, por exemplo perder cinco quilos, ela se via incomodada por pensamentos persistentes como "poderia comer isso ou aquilo". Fosse uma recompensa por atingir uma meta, um impulso causado por um estado de espírito ou até algo aparentemente aleatório, o monstro do desejo acordava sempre que ela tentava seguir as regras autoimpostas.

Em geral, o desejo de Jacqui era comida chinesa. Sempre que se mantinha em uma dieta rigorosa, a ideia de se recompensar com esse cardápio proibido surgia em sua cabeça. Na maioria das vezes, ela resistia e pensava com alívio: *Consegui desta vez*. Mas o monstro do desejo não tinha sumido, só estava escondido. Ela sabia que seria uma batalha constante. Tinha a sensação de que na próxima vez seria mais difícil. Em uma sessão, ela descreveu o monstro assim: "Ele está literalmente ali [apontando para trás] e fica cada vez maior. Vai me dominando aos poucos."

O tempo passava e o desejo pesava mais. A sensação podia durar até uma semana. "Lutamos contra algo que fica cada vez maior até que o monstro do desejo diz: F*da-se, coma!"

Vencida, ela cedia. Ligava para o restaurante chinês do bairro e pedia "quantidades imensas e nojentas de carboidrato": pratos de batata frita, arroz e macarrão com curry. "Depois dá aquele alívio imenso, mesmo me sentindo empanturrada, porque ele sumiu. Pelo menos não estou mais lutando."

Como uma criança manhosa, o monstro do desejo grita "Lide comigo agora!". Você não consegue ignorá-lo nem resistir. Não será capaz de desviar a atenção para nada até satisfazê-lo. Mas como fazer isso sem alimentar a fera?

O exercício RAIN

O monstro do desejo é um inimigo terrível, mas não é páreo para seu cérebro incrivelmente plástico e poderoso. O exercício RAIN (acrônimo de *recognize, accept, investigate, non-identification*), amado por grandes professores de meditação, pode mudar seu cérebro e sua vida.

Desenvolvido há décadas pela professora americana de meditação Michele McDonald, propõe reconhecer, aceitar, investigar e não se identificar com os desejos. O que significa isso? Significa não se identificar com os pensamentos, emoções e sensações corporais. Pode ser um pouco complicado sem explicações nem experiência com o conceito. Então, quando comecei a usar a técnica, que aprendi com a influente psicóloga e professora de meditação Tara Brach, troquei o último termo. Com base na "prática de registrar", popularizada pelo falecido professor birmanês de meditação Mahāsi Sayādaw, adotei "registre" em vez de "não se identifique". (Explicarei em profundidade a prática de registrar no Capítulo 18.)

NA PRÁTICA

Para começar, *reconheça* que o desejo está vindo. Depois, *aceite* e relaxe, já que você não tem controle sobre ele. Não tente afastá-lo, ignorá-lo, nem fazer algo para resolvê-lo. Essa experiência é sua. Tudo bem se sorrir um pouco.[7]

Para pegar a onda do desejo, é preciso estudá-la com atenção. *Investigue* enquanto ela cresce. Pergunte-se: "O que está acontecendo em meu corpo neste momento?" Preste atenção no que surge com mais força em sua consciência. Onde o sentimento nasce no corpo? Como você o sente? É um aperto no peito? Uma queimação na barriga? Uma inquietação que dá vontade de fugir?

Por último, *registre* a experiência. Isso mantém você aqui, agora, curioso, concentrado e surfando a onda. Torne tudo simples com frases curtas ou palavras isoladas. Isso o ajudará a não entrar no modo de pensar e a se manter na experiência do que está acontecendo. Você pode perceber: aperto, subida do abdome, ardência, calor, inquietação enquanto os sentimentos vêm e chegam ao máximo, depois vibração, tensão, dormência, redução, relaxamento, alívio, quando diminuem. Se surgirem pensamentos, não tente analisá-los nem corrigi-los. Caso se distraia ou sua mente divague, volte à investigação. Pergunte-se: "O que está acontecendo em meu corpo neste momento?"

O PODER DO RAIN

Já vi resultados extraordinários de pessoas que usam o RAIN para controlar os desejos. Em *The Craving Mind*, meu primeiro livro, escrevi sobre um paciente que entrou no consultório dizendo que sua cabeça explodiria se não fumasse. Eu o orientei em uma prática improvisada do RAIN e pedi que dis-

---

[7] Jacqui comentou que foi quase um choque ouvir isso na primeira vez que experimentou a ferramenta RAIN. "Foi uma surpresa ouvir isso. Dei um sorrisinho, e minha experiência mudou. Não sabia que podia sorrir para o desejo!!"

sesse como sentia aquele desejo. Enquanto ele relatava sensações corporais como tensão, calor e inquietação, pedi que desse uma nota à intensidade. Traçamos uma trajetória ascendente enquanto as sensações se intensificavam. Em certo momento, elas chegaram ao máximo e começaram a cair. Os olhos dele se arregalaram.

Quando perguntei o que tinha acontecido, ele disse que, em geral, fumava naquele momento de pico, porque não conseguia mais suportar o desejo. Nunca passara daquele ponto para descer pelo outro lado da montanha. Enquanto atravessávamos o território desconhecido do desejo que se reduzia sozinho, sem o cigarro, ele percebeu que não precisava fumar. O desejo podia ir embora por conta própria. Bastava observá-lo.

Desconfiei que o uso do RAIN também ajudaria a superar o desejo de comida. Depois que o teste com pacientes do consultório deu certo, fiz pesquisas mais formais incorporando-o ao aplicativo Eat Right Now. Lembra do estudo liderado por Ashley Mason mencionado na Introdução? A prática do RAIN ajudou as participantes do programa a reduzir em 40% o ato de comer ligado aos desejos. Elas aprenderam a superá-los.

Uma participante contou que após um estresse no trabalho pensou: "Estou me sentindo mal. Acho que preciso de um chocolate com menta para me compensar. Felizmente, peguei o gatilho e o possível comportamento e escolhi fazer o RAIN para ter a sensação desagradável. (Após o jantar decidi comer um pedacinho de chocolate amargo e o apreciei muito atentamente.)"

Vale a pena examinar um a um os passos do RAIN.

RECONHECER E RELAXAR. Agora você já tem uma ideia de como reconhecer que está com desejo, não com fome homeostática. Percebe aqueles sinais reveladores do desejo persistente de um alimento específico. Está irritado, talvez até um pouco obcecado. Esse primeiro passo faz boa parte do trabalho. É uma hora ótima para realizar um escaneamento corporal. Reconhecer que se trata de desejo diminui o poder dele. É como o monstro do filme de terror que fica menos apavorante quando você o vê. Quando sabe com que está lidando, você tem a possibilidade de resolver. Exatamente como no filme, será melhor ficar calmo. Quanto mais você reconhece o que está acontecendo, mais consegue relaxar nessa energia inquieta do *faça algo*, em vez de ser controlado por ela.

ACEITAR/PERMITIR. Aceitar ou permitir que o desejo exista é fundamental. Lembre-se: aquilo a que você resiste persiste. Observar o desejo quando ele chega ajuda a não julgá-lo nem se julgar. Os desejos não se alimentam só quando você cede ou cria ciclos de hábitos como resistir ou negá-los ativamente. Do mesmo modo que o atleta lesionado que continua jogando mesmo sentindo dor em vez de escutar o corpo, negar o desejo ou resistir a ele só piora a situação. Ao resistir – *Não vou comer esse pacote inteiro de biscoitos, não vou comer esse pacote inteiro de biscoitos* –, mantemos o objeto do desejo na mente, o que só faz o desejo aumentar. Um usuário do Eat Right Now identificou esse sentimento: "Quando quero comer e resisto, fico obcecado e só consigo me mexer quando finalmente como."

INVESTIGAR. Cultivar a curiosidade e o interesse pelo desejo ajuda a se manter na experiência, em vez de ignorar o que acontece no corpo e prever o resultado. No momento em que começa a dizer a si mesmo "Vou usar o RAIN nesse desejo e fazê-lo ir embora", você sabota o processo. Vejo isso acontecer o tempo todo com entusiastas dos resultados. Verifique sua atitude no processo. Você fica olhando o relógio até o desejo diminuir? É um provável sinal de resistência. Em vez de repetir "Ah, não, lá vem o desejo!", você pode mudar o roteiro e ser curioso. "Como sinto isso em meu corpo?" Essa atitude de curiosidade ajuda a ficar frente a frente com a experiência, em vez de fugir. Você aprenderá na Parte 3 do livro que a curiosidade é fundamental.

REGISTRAR. Quando o desejo ataca, podemos registrar as sensações físicas do corpo. Só isso já nos identifica menos com a experiência, mas é a prática de registrá-la ou lhe dar nome que nos permite controlá-la melhor. Vamos nos aprofundar mais no assunto no próximo capítulo.

Sucesso com o RAIN

Jacqui conseguiu vencer o monstro do desejo usando o RAIN. Depois de anos perdendo a batalha, começou a fazer os módulos do aplicativo Eat Right Now. Um dia, na volta de uma visita à mãe em que mais uma vez não tinham se entendido, ela parou no estacionamento de um supermercado onde em geral comia muito ao som da música alta. Como tinha escutado o módulo sobre o RAIN havia pouco, decidiu experimentar. Duvidava que um processo tão simples pudesse ter algum impacto em seu desejo furioso, mas pensou: "Posso comer depois, se quiser. Só vou tentar."

Sentada no carro, começou a registrar seu desejo de comida chinesa. Já sentia na língua o sabor daquela combinação agridoce mágica.

"Eu fiz o RAIN e senti que tinha sido jogada em uma praia depois da tempestade. O nervosismo não passou. Ainda estava muito magoada. Chorei que me acabei."

Ela permitiu que o monstro do desejo entrasse no carro, em vez de ignorá-lo, resistir ou lutar contra ele. Investigou como o percebia no corpo e registrou as sensações – a empolgação da expectativa, a ansiedade de mergulhar nas embalagens para viagem – e lhes deu nome. Para sua surpresa, a urgência do desejo logo começou a diminuir.

Ela descreveu seu momento de revelação: "Entrei no supermercado e cada vez que pegava algo me perguntava: Como vou me sentir se comer isso? Tinha me dado permissão de exagerar. Mas comprei só abacate e espinafre."

"Rindo feito louca", Jacqui foi embora. Como ela conta, "funcionou como o primeiro gostinho de liberdade como adulta: saber que não preciso ter medo do desejo. O monstro do desejo é real para muita gente. Quando esse pensamento surge, parece que ele só vai embora se obtiver o que quer. Mas fiquei assim: 'Estou vendo você [monstro do desejo]. Pois é, você não pode me machucar.' Não acreditava que tinha conseguido. Não precisei seguir por aquele caminho. O medo de comida não estava mais lá."

Quanto mais praticava o RAIN ao ter um desejo, menos medo Jacqui sentia. "Parei de me concentrar no peso. Confiei no corpo." Sem o medo, ela conseguiu olhar com mais atenção de que modo a comida a afetava. Descobriu que arroz e outros carboidratos tendiam a deixá-la com vontade de comer mais. Aqui não se trata de demonizar o arroz nem os carboidratos em geral (regras e prisões da comida não dão certo), mas de ressaltar que é importante que cada um descubra que alimentos funcionam para si. Ao explorar e escutar o corpo, Jacqui descobriu que leguminosas e hortaliças eram muito melhores para ela. Aprendeu a ouvir os sinais do estômago e a comer quando tinha fome – em vez de restringir, desejar e cair na compulsão. Começou a ingerir "quantidades normais".

Com essa mudança, Jacqui perdeu 13 quilos no ano seguinte.

Ela resumiu: "Nunca pensei que teria uma relação normal com a comida.

Agora consigo comer um pouco de tudo e não me sinto privada. Um pouco é delicioso e não tenho nenhuma consequência. Se comesse tudo, precisaria tirar um cochilo."

DESEJOS NÃO SÃO TATUAGENS

Não importa se o desejo é de cigarro, comida, notícias, mensagens ou seja lá o que for. Todos podemos nos beneficiar se soubermos que os desejos vêm e vão. Não temos de satisfazê-los nem tentar aniquilá-los. Como vimos na história de Jacqui, quanto mais combatemos os desejos, mais eles se alimentam de nossa energia, e assim ficam mais fortes e se mantêm por mais tempo. Como o pai que satisfaz as necessidades do filho que chora em vez de alimentar suas vontades, podemos manter nossos desejos em uma consciência generosa e curiosa até que se cansem e parem.

Quanto tempo os desejos duram? Depende. Quando meus pacientes começam a usar o RAIN, costumo instruí-los a marcar o tempo dos desejos para que descubram por conta própria. Uma pessoa disse: "Tento registrar a duração do desejo. Agora, sei que são só um ou dois minutos." Em geral, isso acontece com a maioria: os desejos são mais curtos do que imaginamos. O recorde? Cerca de 12 minutos. Foi o tempo máximo relatado até hoje. Talvez pareça muito, mas a liberdade dura a vida inteira e vale alguns minutos de desconforto.

EXPERIMENTE O RAIN

Sempre que sentir um desejo intenso, reserve um momento para praticar o RAIN e veja se consegue superá-lo. Pode ser proveitoso começar pelos pequenos. Aproveite uma gravação em meu site (drjud.com/mindfulness-exercises/), em inglês, para pegar o jeito e passe a usar o exercício em desejos cada vez maiores. Não pule as partes da aceitação e da curiosidade, pois são fundamentais para sair do antigo hábito de forçar mudanças e entrar na experiência de conseguir observar e registrar a mudança acontecendo por si só.

CAPÍTULO 18

Dia 15: A prática de registrar

Durante a residência, eu tinha fortes ataques de pânico. Acordava de madrugada com todos os sintomas: mãos geladas, suor, coração disparado, respiração curta, alteração da visão. Às vezes, achava que ia morrer. Mas, como fazia formação em psiquiatria, sabia que era um ataque de pânico.

Quando meu cérebro em pânico começava a dar o alarme (*Você está morrendo!*), meu cérebro de sobrevivência entrava em ação. No pânico, voltamos aos velhos hábitos. Tomamos atitudes de que depois nos arrependemos, porque o cérebro pensante desliga. O bom é que eu já praticava a atenção plena, e comecei a registrar. Tinha se tornado um hábito.

Antes mesmo que o córtex pré-frontal acordasse para descobrir o que estava acontecendo, percebi todos os sinais e sintomas. Não sei quanto tempo o primeiro ataque durou, mas, depois que a poeira assentou, meu cérebro do hábito entregou ao cérebro pensante, agora plenamente acordado, o que parecia uma lista de diagnóstico de pânico. Não vi nada na lista que indicasse que deveria ir ao pronto-socorro. Tive outro ataque algumas semanas depois, mais curto, porque meu cérebro já sabia o que estava acontecendo e reconheci que podia usar a prática de registrar para superá-lo. Com o tempo não tive mais ataques de pânico.

O treinamento de registrar foi transformador para mim. Antes de me ajudar a superar os ataques de pânico, me ajudou a ficar no presente. Por criar certa distância e perspectiva em relação aos pensamentos e sentimentos, fui ficando mais perto de mim. Como?

É possível aplicar a técnica ao longo do dia, mesmo que não esteja envolvido em uma prática plena do RAIN.

❦

Joseph Goldstein, meu professor de meditação, diz que a prática de registrar ajuda a ter mais clareza sobre a experiência. Ele usa a analogia de um quadro: quando há uma moldura, ele se destaca. Além disso, se a cor predominante da obra for parecida com a da parede, a moldura ajuda a ver onde termina uma e começa a outra. Registrar é como emoldurar uma experiência. Ressalta os pensamentos e emoções e dirige nossa atenção a eles: "Isso é um pensamento"; "Isso é uma sensação corporal". Quando observamos um pensamento, uma emoção ou uma sensação corporal, podemos conviver com eles mais facilmente.

Sempre que você recorre à prática de registrar, um pouquinho de distância mental se insere entre você e seus pensamentos, colocando uma moldura em torno deles. A distância garante uma perspectiva maior, que dá espaço para tomar uma decisão que não seja automática, habitual ou motivada pela emoção. Quando ganha perspectiva, você não se identifica tanto com seus pensamentos, emoções e sensações corporais. Paradoxalmente, eles se tornam menos monstruosos, menos assustadores e menos poderosos, e você aprende que consegue chegar mais perto. Os latidos são só latidos, sem mordida. Quando você tem menos medo, eles param de rosnar e começam a abanar o rabo. Vocês podem virar amigos (mais sobre isso no Capítulo 19).

Aqui entra a aproximação. Em geral, os desejos e outras emoções são assustadores ou desagradáveis. O cérebro de sobrevivência nos diz para fugir, lutar ou dominá-los. Ao registrá-los, vemos que não precisamos ter medo. Eles chegarão e partirão por conta própria. Sem medo, não há urgência de lutar ou fugir. Podemos nos aproximar, ficar curiosos e observá-los enquanto dançam no palco da consciência.

Um bom modo de começar a prática de registrar é prestando atenção na experiência em uma destas seis categorias: ver, ouvir, sentir (sensações corporais), cheirar, saborear e pensar. Isso impede que você se perca no reino conceitual do pensamento. Experimente agora. Qual de seus sentidos é mais ativo? Está vendo as palavras na página? Se estiver escutando o audiolivro, ouve minha voz? Há uma sensação forte no corpo? Não vá procurar. Veja o que chega até você e o que predomina. Repita o processo para ver se outro sentido toma a dianteira. Se sua experiência predominante continuar no mesmo sentido, registre-o outra vez. Por exemplo, se a visão ainda está no topo da lista, registre *ver* novamente. Se o sentido predominante mudou, perceba o que está mais presente agora.

Eis um exemplo de uso da prática de registrar. Digamos que você esteja caminhando pela rua e ouça uma buzina. Você pensa: *Não acredito que essa pessoa buzinou* e começa a se perguntar por que ela fez isso. Então se lembra da vez em que estava na faixa de pedestres e alguém buzinou para você: *Aquele pateta... Eu estava no meu direito... Ele é que deveria largar o celular e prestar mais atenção... Soube que mandar mensagens e dirigir ao mesmo tempo é mais perigoso do que dirigir bêbado... Será que a pessoa estava mandando mensagens, sem prestar atenção?... Todo mundo anda tão distraído... Essas empresas de tecnologia estão nos viciando nos celulares...* Você acaba se perdendo em pensamentos sobre a postagem viral das redes sociais que um amigo lhe mandou e achou engraçada ou ofensiva. Você embarcou no trem dos pensamentos sem saber que ele estava em movimento e saiu da cidade. Antes de perceber o que aconteceu, está desorientado. Tem de olhar em volta e se achar outra vez. Dali a alguns momentos, se dá conta de que divagou em uma reunião de trabalho, no meio da aula e até em conversas com amigos.

Agora, veja a mesma situação pela ótica da prática de registrar. Você está caminhando pela rua e ouve uma buzina. Começa a pensar: *Não acredito que essa pessoa buzinou*. Em vez de se perder em pensamentos, registra que é um "pensamento". Percebe que se assustou com o som e registra "sentimento" quando nota a adrenalina circulando. Talvez identifique uma reação de medo, e registra "medo". A reação de medo o leva de volta ao corpo, e você registra "sentimento" mais alguns segundos. A situação se aquieta, você ouve um passarinho e registra "ouvindo". É assim: "pensamento" [1 segundo], "sentimento" [1 segundo], "medo" [1 segundo], "sentimento" [1 segundo], "sentimento" [1 segundo], "sentimento" [1 segundo], "ouvindo" [1 segundo]. E assim por diante. Mais distância, mais perspectiva. É o efeito do observador em ação.

Quando pegar o jeito, você pode acrescentar nuances aos seus registros. Por exemplo, como descrevi no RAIN, você pode registrar as sensações corporais específicas que surgem a cada momento. Pode fazer o mesmo com diversas categorias de pensamento: futuro, passado, planejador. Pode registrar emoções específicas: medo, raiva, ansiedade, tédio.

Quando registramos nossa experiência, obtemos a perspectiva de que somos pessoas com pensamentos, emoções e sensações corporais, em vez de nos envolvermos tanto a ponto de nos fundirmos com eles.

Aqui está um bônus de registrar: quando consegue que o cérebro planejador (que não gosta da incerteza) rotule um pensamento, sentimento ou sensação corporal, o cérebro de sobrevivência diz: "Ah, é *isso* que está acontecendo. Eu sabia que estava nervoso, mas agora vejo com mais clareza. Estou um pouco mais calmo." Não há mais o mesmo grau de incerteza e se atenua o modo em que, baseado no pânico, o cérebro decidirá adotar um hábito inútil. Nomear é satisfatório para o cérebro porque nos dá certo controle. Nomear uma emoção específica gera algo construtivo com que trabalhar (por exemplo, registrar) em vez de sair correndo pela rua da autossabotagem e comer por estresse.

Quando comecei a aprender a prática de registrar, o conselho que recebi foi "registre loucamente". Em outras palavras, comece quando acorda, vá até a hora de dormir e repita o processo no dia seguinte. Levei algum tempo para entender, mas consegui transformar em hábito. No caminho, registrava as cores, texturas, formas e minhas sensações corporais enquanto andava. Antes do início de uma reunião ou entre os pacientes no consultório, registrava meus pensamentos e meu estado mental. Repetia o processo ao comer. Consegui registrar a raiva, que foi embora rápido porque não me envolvi com ela. A comida ficou mais gostosa. Os relacionamentos se tornaram mais ricos. Conforme ganhava mais prática em registrar, estava mais presente com meus pacientes.

Para formar qualquer hábito novo, é preciso repeti-lo muitas vezes. Quanto mais compensador o comportamento, mais provável é que você o adote, então preste atenção em como se sente ao registrá-lo em comparação com estar no piloto automático. Registrar me ajuda a ficar mais calmo e engajado comigo e com o mundo, o que é melhor do que ser reativo ou condenatório. É possível treinar registrar em momentos curtos, várias vezes no decorrer do dia, para começar a transformá-lo em hábito. Repito: momentos curtos, várias vezes. Em pouco tempo, registrar vai se estabelecer como um novo hábito proveitoso.

Quando estudamos os participantes do programa Eat Right Now que tinham aprendido a usar o comer atento, o RAIN e, especificamente, a prática de registrar, eles relataram uma mudança de ponto de vista significativa. Usaram diversas vezes a palavra *desacoplar* – serem capazes de desacoplar um mau dia no trabalho ou a briga com o cônjuge do comer como mecanismo para lidar com a situação. Era como se registrar o comportamento rompesse – ou, pelo menos, enfraquecesse – seu encanto ou poder.

Eis alguns exemplos de pessoas que usaram a prática de registrar em nosso programa:

Aquela sensação de ataque de nervos apareceu hoje e fiquei com ela, como você recomendou. É engraçado. No começo, notei que não queria nem fazer contato porque tinha medo de que durasse para sempre. Não sabia que no fundo acreditava nisso! Eu me lembrei da "criança gritando", porque o grito nunca é eterno. Tentei registrar os sentimentos como um modo de manter contato com meu ataque de nervos, e foi desconfortável, mas o que acabou acontecendo foi que (pouco depois) a mente se afastou para outro assunto e me vi comendo minha granola sem pensar tanto no ataque, em um ritmo sensato e sentindo o sabor de modo bastante razoável. Os sentimentos de vitimização e ataque de nervos apareceram e sumiram durante a refeição, mas não parei de tentar me conectar com o que aparecesse. Fiquei muito orgulhosa de mim. Claramente foi uma vitória!!!

Muitas vezes, achei alguns tipos de trabalho frustrantes, principalmente no computador. Hoje, adotei a prática de registrar enquanto trabalhava e a frustração diminuiu. Consegui trabalhar sem ter vontade de comer. Também cometi menos erros.

Tive um dia de trabalho muito estressante. Em geral, trabalho em casa, mas vou ao escritório uma vez por semana. Às vezes meu chefe é um nojo, e hoje ele estava à toda. Tivemos uma reunião horrível. Depois, no metrô, senti ansiedade, lágrimas nos olhos, dor de cabeça. Então fiz a prática de registrar o que via e ouvia, as sensações – raiva, mágoa, aborrecimento, medo. Quando cheguei à estação e tive de ficar meia hora esperando o trem, fiz um lanche saudável, em vez de optar pelo que eu queria, que era fast-food.

Gosto bastante da prática de registrar. Sempre uso em minhas caminhadas curtas, três vezes por semana, na praça do bairro, para me manter presente e apreciar melhor a natureza. Também a adoto quando caio nos ciclos de hábito de ruminar demais os pensamentos. "Pensamento" é um registro frequente. "Ouvir" é o seguinte, provavelmente porque aprendo ouvindo. É, penso demais. Ficar sozinha, trabalhando em casa, presa no lockdown nacional imposto pelo governo durante a pandemia de covid-19, me fez passar tempo demais dentro da cabeça. Preciso explorar melhor esse ciclo de hábitos.

RESOLVA OS PROBLEMAS DE REGISTRAR

Às vezes as pessoas acham a prática de registrar confusa ou a veem como mais um item na lista de afazeres. Veja como ser bem-sucedido nesse processo:

Parece trabalho. Todo hábito novo parece trabalho. O cérebro precisa de tempo para entrar no clima. Tenha paciência. Se escorregar e perceber que está agindo sem atenção, basta parar e tentar de novo.

Exige muito esforço? Se exigir esforço, pode ser sinal de que o cérebro está tentando ser específico demais. Traga a prática de registrar de volta ao nível das categorias. O processo é mais importante do que a palavra do registro. Por exemplo, se estiver registrando uma emoção que aparece no corpo, mas não conseguir lhe dar um nome, registre "sentimento". Se houver uma sensação corporal sem nome imediato, vale registrar "algo".

Distrai do presente. Sim, trata-se de um processo cognitivo extra que o cérebro faz para nos ajudar a estar presentes. Há uma ironia aqui: estamos acrescentando uma prática que parece atrapalhar o momento para nos ajudar a ficar nele. O objetivo de registrar é nos ajudar a aprender o hábito de estar presentes; notamos o que está acontecendo interna e externamente.

Usamos o registro para emoldurar nossa experiência. Quando conseguimos ver facilmente o que está acontecendo em vez de nos identificarmos com aquilo, não precisamos mais registrar. Quando nos perdemos em pensamentos, registramos por alguns segundos para recolocar os pés no chão e largamos de novo. Quando aprendemos um novo passo, não parece que estamos dançando. Quando o decoramos, saímos da cabeça, entramos no corpo e simplesmente dançamos.

Pode criar o próprio ciclo de hábitos. Registrar continuamente até o desejo ir embora, certo? Depende. Nosso cérebro formador de hábitos busca criar mais ciclos de hábito. Se registramos para tentar eliminar o desejo, alimentamos outro ciclo de querer: quero que o desejo vá embora, então vou fazer o RAIN. Gatilho: desejo. Comportamento: praticar o RAIN. Resultado esperado: o desejo vai embora (e nunca mais volta). Os ciclos de hábito de expectativa são complicados. Como dependem de que algo aconteça, podemos ficar presos ao resultado, não ao processo. O RAIN pode se concentrar no resultado. Mas o que importa é a jornada.

Adotar a prática de registrar só para mudar sua experiência é um sinal da tendência de resistir ao que está acontecendo. Se perceber isso em você, lembre-se de que o objetivo da prática é nos ajudar a ver e sentir a experiência com mais clareza, não afastá-la. Podemos registrar "resistência" ou "querer" quando percebermos que queremos que a experiência seja diferente naquele momento, para não criar inadvertidamente um ciclo de hábito de registrar. Também podemos usar o RAIN nesses momentos, como um modo de trazer o antídoto à resistência e acentuar o registrar – aceitação e curiosidade – para, depois, continuar registrando.

Posso fazer enquanto dirijo? Espero que todos estejamos prestando atenção enquanto dirigimos. É um ótimo momento para a prática de registrar. Basta nos concentrarmos em grandes categorias, como ver, ouvir, sentir e pensar. Isso nos ajuda a manter os olhos na rua (ver), escutar se há problemas (ouvir), verificar se estamos tensos ou estressados (sentir) e não nos perder em pensamentos (pensar). Tudo isso nos ajuda a ficar presentes e seguros enquanto dirigimos. Usei essa prática com muitos pacientes que costumam ficar ansiosos ou entrar em pânico enquanto dirigem, e isso os ajuda a romper esses ciclos.

A prática de registrar é proveitosa para treinar a mente a se manter presente e menos identificada com os pensamentos, as emoções e as sensações corporais. Como parte do RAIN ou por si só, registrar é uma habilidade essencial que nos ajuda a sair dos ciclos de hábitos alimentares. Quanto mais fazemos dela um hábito, mais rapidamente mudamos de direção e, em vez de combater ou alimentar o monstro do desejo, ficamos mais presentes.

REGISTRAR NA ROTINA

Reserve um momento para refletir sobre sua rotina. O que você faz todo dia praticamente do mesmo modo, como tomar banho e escovar os dentes? Tente criar mais um hábito em cima deles: registrar. Durante essas atividades de higiene, registre pensamentos, sons, imagens e sensações corporais. A quantas dessas práticas você consegue sobrepor a de registar? Reflita sobre a experiência. Estar presente é mais gostoso do que estar no piloto automático (por exemplo, planejando em excesso, se preocupando, etc.)? Tome nota disso também.

CAPÍTULO 19

Dia 16: Adeus a seu comitê

Durante mais de 25 anos, li, pesquisei, estudei, fiz experimentos, explorei pessoalmente e pensei na maravilha da mente humana. Essa parte do corpo com pouco mais de um quilo regula a respiração, pensa de forma crítica, toma decisões e leva nosso corpo de um lado a outro da sala para impedir que o gato arranhe o sofá. Incrível. Mas não é só isso. Também processa uma série de emoções, que são uma combinação de pensamentos e sensações corporais, ou seja, técnica e experimentalmente pensadas/sentidas. É difícil não se assombrar (outra emoção!) quando paramos para pensar. Mas o cérebro também dirige seus recursos críticos contra nós, inclusive com dureza. Conhecemos nossos pontos sensíveis, nossos pontos fracos, e não temos medo de usá-los.

Isso acontece quando você se julga por suas escolhas alimentares. Quantas vezes se achou "péssimo" ao repetir um prato, ou se perguntou "O que há de errado em você?" depois de lamber a colher? É possível criar o hábito de comer em resposta às emoções, mas o cérebro não para aí. O comportamento alimentar *cria* emoções – a dupla dinâmica de culpa e vergonha.

O COMITÊ DENTRO DA CABEÇA

Todos temos na cabeça um comitê de vozes irritantes que dão opiniões sobre tudo que fazemos. "Você precisava mesmo daquela terceira taça de vinho?

Veja o que aconteceu!" É como ter cem juízes observando cada passo, prontos para condená-lo à vergonha caso você não esteja à altura dos padrões.

Essas vozes nos dão conselhos ou ordens, e é bem difícil não escutá-las. Algumas são muito barulhentas. Seja uma única voz ditatorial, sejam várias vozes que representam os diversos estados de espírito, elas estão sempre presentes. Provavelmente você tem um seleto subcomitê delas dedicado a avaliar suas escolhas alimentares.

Anne me falou do grande e barulhento subcomitê da comida em sua cabeça. Esses juízes lhe recordavam suas regras alimentares para as diferentes comidas. Alguns eram gentis; outros racionalizavam ou justificavam sua posição com base em falas de especialistas do momento ou em reportagens de revistas sobre saúde. Enquanto eles falavam, ela tentava negociar. Acabou percebendo que não havia como argumentar. Assim que eles começavam, "eu estava ferrada".

O comitê de juízes de Jacqui era igualmente cruel:

Alguns dizem "Coma o bolo!" e outros depois me castigam por isso! Eles enlouqueciam quando eu não fazia o que era correto. Havia todas aquelas regras alimentares, e eles me mandavam para a prisão da comida sempre que eu desobedecia. Me diziam que era má pessoa. Horrível. O engraçado era que eles falavam, mas eu é que me trancava.

Se você não entende como isso leva a hábitos alimentares inúteis, saiba que, quando nos sentimos mal ou envergonhados com algo que fizemos, queremos resolver a situação. Como não podemos mudar o passado, nos concentramos no que é possível fazer. Uma opção é nos condenar. Melhor fazer algo do que não fazer nada. Podemos até racionalizar que esse julgamento vai levar a mudanças no futuro, mas ele só causa mal-estar.

Gatilho: vergonha de um hábito inútil
Comportamento: autocondenação
Resultado: sentir que estamos fazendo algo, só que é algo ruim

O que muita gente faz quando se sente mal? Come. Antes de perceber, está em mais um ciclo de hábitos:

Gatilho: se sentir mal
Comportamento: comer mais
Resultado: mais vergonha

Tem solução. Antes de mudar o comportamento, é preciso aprender a não dar ouvidos a essas vozes que nos dão feedback indesejado com tanta rapidez. Felizmente, podemos contar com a ajuda da consciência.

O EFEITO DO OBSERVADOR

Para mostrar como a consciência mantém nossa conversa interna, vou explicar um fenômeno que os físicos usam para descrever o universo. Depois, mostrarei como isso se aplica ao campo emocional.

Funciona assim: os elétrons são minúsculos e não pesam quase nada: $9,10938356 \times 10^{-31}$ quilos, para ser exato. Para *detectar* um elétron, os físicos lançam luz sobre ele. O elétron é atingido por fótons (partículas de luz) e os físicos medem como isso afeta sua velocidade e seu movimento. Mas há uma pegadinha: quando tentam observar os elétrons, os cientistas afetam o resultado – nesse caso, mudam sua velocidade e seu movimento quando os atingem com fótons. O mero ato de observar os elétrons muda suas propriedades físicas.

O fato de o processo de medir o peso do elétron mudar seu peso é um exemplo do que os físicos chamam de efeito do observador. Por que você deveria se preocupar com isso?

O efeito do observador não se limita ao mundo quântico. Quando verifica a pressão do ar nos pneus, o que acontece quando você coloca o pino do medidor na válvula? Ouve um leve ruído do ar saindo. É quase impossível medir a pressão do pneu sem afetar o resultado.

O efeito do observador também se estende ao campo da psicologia. Há muitas maneiras de influenciar, por acaso ou sem querer, o resultado de um estudo. Você já deve ter ouvido falar no viés de confirmação – a tendência de perceber e dar mais credibilidade aos indícios que se encaixam nas crenças preexistentes. O efeito do observador e o viés de confirmação são apenas dois exemplos dos muitos vieses identificados na psicologia.

Por exemplo, o efeito do observador afeta o resultado quando os participantes são observados durante o estudo. Na psicologia, ele costuma ser chamado de efeito Hawthorne. O nome vem de uma série de experimentos realizados de 1924 a 1932 em uma usina elétrica de Hawthorne, subúrbio de Chicago, para saber como as condições de iluminação afetavam a produção dos funcionários. A conclusão foi que, independentemente da luz mais forte ou mais fraca, a produção sempre aumentava. Quando os pesquisadores pararam de mexer na iluminação, a produção voltou ao normal. Você pode pensar: "É óbvio. Não preciso que um cientista me diga que, se o chefe estiver atrás de mim, isso vai afetar meu desempenho."

Vejamos como usar o efeito do observador de modo positivo.

Aproveite o efeito do observador

Assim como o físico muda o peso do átomo ao medi-lo, quando observamos nossos pensamentos afetamos o resultado. Identificar as vozes internas nos permite ter a distância necessária para ver que não *somos* nossos pensamentos. Somos pessoas que têm pensamento e podemos decidir se lhes damos ouvidos ou não. A diferença é enorme. Com esse ponto de vista, começamos a sair da cabeça e rompemos o ciclo de comportamento inútil que leva à autocondenação, que gera mais comportamento inútil.

Conheci essa ideia do comitê da nossa cabeça em uma das palestras do monge budista Thānissaro Bhikkhu, abade do Mosteiro Metta Forest, no condado de San Diego, na Califórnia. Quando o ouvi descrever esse comitê de vozes, me identifiquei. Foi um daqueles momentos "É claro!". No meu comitê havia o chefe que me dizia o que fazer, o juiz que me avaliava, o político que examinava como minhas ações seriam vistas pelos outros e assim por diante. Eles estavam sempre falando, criando ruído e dificultando minha clareza. Mas o monge também tinha ressaltado algo genial: não é porque essas vozes existem que devemos escutá-las.

Dar nome a essas vozes me ajudou a classificá-las: eu as vi como pensamentos, não um amontoado de ordens e comentários. Ao nomeá-las, descobrimos sua verdadeira natureza: são simples pensamentos.

Às vezes, é proveitoso dar literalmente um nome a esses membros do comitê (desculpa se usei seu nome nos exemplos): Jonas Julgador; Alan

Algoz; Vivian Vergonha; Tenório Tente-outra-vez; Valéria Você-é-inútil; Carlos Castigo.

Depois ficamos atentos a em que momento e circunstâncias eles aparecem. Podemos acompanhar suas órbitas e padrões para prever isso. O mais importante é que, ao acompanhá-los, os observamos. E assim mudamos nossa relação com eles. Levamos o efeito do observador para dentro da cabeça.

Quando trabalho com pacientes ou participantes dos programas, em geral explico essa estratégia com imagens. Fecho o punho esquerdo e o seguro com a mão direita. A mão esquerda representa nossos pensamentos e a direita, nós mesmos. Começo a mover a mão esquerda, que, naturalmente, puxa a direita. Ressalto que, se nos identificamos com nossos pensamentos, eles nos puxam e nos levam para onde quiserem. Se observarmos – abro a mão direita e a afasto alguns centímetros da esquerda –, não precisamos ser puxados. Estando separadas, uma das mãos pode se mover enquanto a outra fica parada. Agora temos distância entre nós e os pensamentos, o que nos permite recuar e ganhar perspectiva. Podemos registrar os pensamentos como são e observá-los ir e vir. Do mesmo modo, quando damos nome aos membros do comitê obtemos a distância e a perspectiva necessárias.

REGISTRAR PARA TIRAR O PODER DO COMITÊ

Devemos registrar que estamos envolvidos antes de sair do ciclo de identificação com os membros do comitê da cabeça. Se entramos no ciclo de hábito de autojulgamento, passamos por julgamento, culpa e vergonha. Ficamos tão identificados com o que acontece que não vemos que estamos presos no ciclo. Se nos entregamos demais a um prazer culpado em uma festa ou depois do jantar, nos sentimos culpados por comer. Enquanto a culpa é sobre o que fizemos, a vergonha é sobre quem somos. A culpa do excesso provoca autojulgamento, que nos deixa envergonhados. Quando damos nome aos membros do comitê, podemos identificar "culpa", "vergonha", "julgamento" ou o que mais estiver acontecendo. Isso nos ajuda a sair do ciclo e nos engajar com o presente. Em vez de passar horas presos dentro da cabeça, conseguimos encerrar os jogos cerebrais dos membros do comitê e aproveitar a vida.

DAR NOME PARA DOMAR

O Dr. Dan Siegel, psiquiatra e autor de *A sabedoria do agora* (entre outros livros), cunhou a frase "nomear para domar" para descrever a prática de dar nome aos membros do comitê a fim de reduzir seu poder. Na verdade, eles não têm poder, só tentam influenciar você para fazer o que querem.

Quando usamos a consciência, vemos os membros do comitê como são: vozes na cabeça que podem nos dar maus conselhos e nos deixar culpados se não obedecermos. Nomear as vozes nos garante a distância necessária para ver que não somos nossos pensamentos. Como já expliquei, somos pessoas que têm pensamentos e decidimos se lhes damos ouvidos ou não. Também podemos ver que esses pensamentos são inúteis e nos desencantar. Assim saímos de dentro da cabeça para levar a vida sem sermos arrastados pelos pensamentos.

MEMBROS COMUNS DO COMITÊ

A princípio, pode ser complicado identificar os integrantes de seu comitê. A maioria reside ali desde que temos memória. Se não conseguir identificar essas vozes que fazem você se sentir mal, basta dizer "membro inútil do comitê" até aprender a distingui-los. Eis alguns comuns:

- VERGONHA
- INSEGURANÇA
- NOJO
- DESPREZO
- INFERIORIDADE

- DESESPERO
- DESVALORIZAÇÃO
- FALHA
- INUTILIDADE
- FRACASSO

Basta dar nome aos membros do comitê para diminuir seu poder. Eles não ajudam a administrar sua vida. Na verdade, causam desperdício, fraude e, às vezes, abuso.

Uma pessoa me marcou num post do antigo Twitter e escreveu: "Esse é o comitê que está comigo há muitos anos. Às vezes é difícil ignorar." Abaixo, publicou duas fotos, lado a lado. Em uma se viam bilhetes adesivos em uma parede que diziam Kevin Deprimido, Kevin Não Consegue, Kevin Culpado, Kevin Desiste e Kevin Vergonha. Na outra, os mesmos bilhetes mostravam o nome Kevin riscado e substituído pelo nome de um membro do comitê: Dany Deprimido, Ryan Ruim, Charles Culpado, etc. O bilhete com a palavra vergonha estava todo riscado. Ele explicou que quando reconheceu a vergonha e tirou sua voz, ela não teve mais lugar à mesa. "A vergonha não pertence mais ao comitê, por isso não tem nome."

Ao parar de escutar o comitê, você se torna mais capaz de deslocar sua atenção. Pode escutar o corpo e confiar em si. Esses tagarelas perdem a voz, há menos ruído na sua mente e mais liberdade para ir além da antiga identidade e chegar a algo novo: você.

PRATIQUE COM SEU COMITÊ

Pegue alguns bilhetes adesivos ou uma folha de papel. Respire fundo algumas vezes. Comece a escutar – por dentro. Que membros do comitê estão em sua cabeça? Escreva. Dê nomes. Eles têm um tom de voz específico? Pergunte-se: "Esse membro me ajuda ou prejudica?"

Comece a prestar atenção em quando eles aparecem e dão opiniões ou ordens, fazem julgamentos ou comentários. Registre quem é o quê.

PARTE 3
ESCOLHA A MAIOR E MELHOR OPÇÃO: DIAS 17 A 21

Você já tem prática de mapear os ciclos de hábitos inúteis e usa a consciência para se desencantar dos antigos hábitos. Vem aproveitando o lado negativo do erro de previsão da equação para recalibrar o valor de recompensa com a ferramenta do desejo. Também tem noção de como é começar a sair desses ciclos de hábitos usando o RAIN e aprendeu a criar e estabilizar sua consciência com a prática de registrar.

Às vezes, as tarefas das duas primeiras partes do livro, principalmente aquelas em que examinamos como esses velhos ciclos de hábitos são pouco gratificantes, parecem muito trabalhosas. Temos de escalar as montanhas da mente para chegar ao topo, olhar em volta e apreciar a vista. Cartões-postais e fotos não são iguais ao mundo real. Tomara que a escalada não tenha sido pesada o tempo todo. Algumas partes talvez sejam difíceis, sobretudo quando estamos cansados, a mente resiste à mudança e queremos mesmo é comer um maldito biscoito.

Agora vem a parte divertida: forjar novos hábitos proveitosos. Você utilizará o lado do erro de previsão positivo. Aplicará o que aprendeu sobre a mente como trampolim para a mudança duradoura. A gravidade está a seu favor. Descer é mais fácil do que subir.

Você começará a trabalhar com as tendências do cérebro e usar seus pontos fortes em vez de combatê-los para mudar a relação com a comida e, talvez, consigo mesmo.

CURIOSIDADE: NOSSO SUPERALIMENTO DE ZERO CALORIA

Venho enfatizando que a consciência é fundamental para mudar a relação com a comida. Ela nos permitirá saber se estamos genuinamente com fome, mapear os ciclos de hábitos alimentares e mudar o valor de recompensa dos comportamentos alimentares, positivos ou negativos. Registrar como nos sentimos quando comemos demais ajuda a romper o hábito arraigado de comer petiscos de milho ou de limpar o prato. A consciência é a moeda mais importante para mudar qualquer comportamento em qualquer direção.

Nos próximos capítulos, vamos nos concentrar na nova mentalidade que podemos adotar em vez do hábito ou do automatismo: a curiosidade. Depois de abordá-la na prática do RAIN, vamos explorá-la em profundidade para descobrir seu poder. A atitude de curiosidade é o outro lado da moeda da atenção plena. Cara, a consciência; coroa, a curiosidade. Não é uma ou outra. É preciso ter as duas para vencer.

Recebo muitas perguntas sobre o que é a curiosidade e como aproveitá-la. Para começar, existem dois tipos de curiosidade. Se estiver interessado em saber mais, talvez você esteja usando um dos tipos ou os dois agora. Ficou curioso?

Os pesquisadores Jordan Litman e Paul Silvia deram nome às duas principais maneiras de sentir curiosidade: o tipo D e o tipo I. D significa *deprivation* ou privação, I significa interesse.

Ao sermos privados de informações, somos impelidos a buscá-las. A curiosidade por privação é aquela coceirinha que diz "procure" ou "descubra". No nível neurocientífico, a sensação provavelmente é de uma descarga de dopamina que nos leva a agir. Quando obtemos a informação, não estamos mais em privação; a sede foi saciada.

Os estudos dos dois pesquisadores mostraram que em alguns casos os animais preferem receber uma informação a um gole d'água quando estão com sede. Chegaram a essa conclusão quando ensinaram a primatas um jogo e descobriram que eles sempre sacrificavam a água – que é uma recompensa primária – para obter informações avançadas sobre o resultado. Como seu cérebro talvez já tenha previsto, essa escolha de obter uma dica do jogo envolve o córtex orbitofrontal. Assim como a barriga vazia avisa que é preciso procurar comida, a sede de conhecimento impele a buscar o equivalente à hidratação do cérebro sob a forma de informação. Tanto as calorias quanto as informações ajudam a sobreviver.

Por outro lado, a curiosidade por interesse não tem como meta adquirir e consumir uma informação específica. Tem mais a ver com o ato de obter alimento para o cérebro. Quando estamos com fome, podemos engolir qualquer alimento para satisfazer o estômago. Não prestamos atenção no sabor nem em como nos sentimos. É parecido com a curiosidade por privação; só tentamos levar aquela informação ao cérebro. O processo de mastigar é análogo à curiosidade por interesse. Comer pode ser uma alegria quando prestamos atenção ou pode apenas preencher um vazio.

INTERESSE E PRIVAÇÃO

O interesse é o tipo de curiosidade que aproveitamos *no processo de aprender*. Não queremos apenas obter uma informação específica. Estamos gostando do processo de descobrir algo novo. Quando precisamos descobrir se a planta que nosso cachorro ou gato acabou de comer é venenosa, a curiosidade D nos faz correr para investigar. Ao sabermos que é inofensiva para os animais mas importante para determinadas culturas por seu simbolismo, a curiosidade I assume o comando.

A curiosidade por privação estreita nosso foco: a missão é encontrar essa informação rapidamente. Ignoramos tudo o que pareça supérfluo. A curiosidade por interesse nos abre para a experiência. Não temos pressa, porque nos concentramos no processo de aprender. A alegria da descoberta é boa por si só, intrinsecamente compensadora, porque não temos de conseguir nada para sentir a recompensa.

Pense nos dois tipos assim: a curiosidade por privação tem a ver com o destino. Quando se consegue a informação buscada, missão cumprida. A curiosidade por interesse tem a ver com a jornada. Mesmo havendo um destino em mente, o importante é o processo de aprender, não chegar lá.

Do ponto de vista do cérebro, a curiosidade por interesse foi muito menos pesquisada do que a por privação. Não falta interesse, mas ela é mais difícil de identificar e estudar. É relativamente fácil colocar universitários em uma máquina de examinar o cérebro e lhes fazer perguntas sobre generalidades para provocar a curiosidade por privação. Talvez seja um pouco mais difícil ensinar um macaco a apostar. Muito maior é o desafio de fazer os seres humanos se concentrarem na alegria da descoberta ou, como o pessoal zen ressaltaria, na alegria de não saber, enquanto o cérebro é examinado.

Não é preciso recorrer a monitores cerebrais sofisticados para fazer experiências com a curiosidade por interesse. Estar interessado, realmente curioso, por algo é gostoso. Por ser naturalmente compensador, o interesse se alimenta de si mesmo. Não há nada a preencher, porque o ponto de partida não é a privação. Pode-se descobrir e até aprender que está tudo bem em não obter a resposta. Na verdade, abrir mão da necessidade ou obrigação de saber é libertador quando vemos quão pesado é o fardo de *precisar saber* comparado à leveza de, simplesmente, ter curiosidade (no sentido do tipo I).

A curiosidade por interesse nos prepara para aprender. Quando ficamos curiosos, nos aproximamos e olhamos com mais atenção. Queremos saber mais. Estamos abertos para ver o que, para nosso cérebro previsor, parece uma luz nova. *Uau, eu não tinha notado que a pétala dessa flor cintila ao sol da manhã. Que incrível!* Em *The Botany of Desire* [A botânica do desejo], Michael Pollan explica: "A memória é inimiga do assombro, que reside apenas no presente. A menos que você seja criança, o assombro depende de esquecer – isto é, de um processo de subtração." Quando nos concentramos no processo, subtraímos nossos pressupostos, o que nos ajuda a ver com mais clareza o que está acontecendo no momento.

A atitude com que abordamos a vida é fundamental para a

sobrevivência. Julgamentos e suposições fazem o cérebro se fechar, e fica mais difícil aprender. Se formos constantemente curiosos, nos abrimos para novas experiências. Saímos da zona de conforto, onde tudo é seguro e conhecido, e entramos na zona de crescimento, onde estamos abertos a aprender. A curiosidade por interesse ajuda a nos manter abertos, perguntando em vez de pressupor. Como Sócrates teria dito, "o assombro é o início da sabedoria".

Espero que você tenha explorado alguns poderes da curiosidade. Levar a curiosidade por interesse às práticas apresentadas até aqui incentiva a abertura da mente, ajuda a aprender e crescer, em vez de deixá-lo preso em ciclos de hábitos de autocondenação e vergonha. Criar esse músculo mental da curiosidade enquanto avança por esta parte final do livro, além de facilitar o aprendizado, deixará a jornada mais agradável.

Você vai desenvolver a liberdade de escolher hábitos proveitosos. Essas escolhas virão de escutar o corpo conforme fica mais desencantado com os antigos hábitos do "deve" que sua mente prometeu que ajudariam mas não cumpriu. Aprenderá a mostrar ao cérebro o valor de recompensa mais alto da alimentação saudável e de cuidar de si mesmo de outra maneira para substituir os hábitos por outros melhores. Se tudo der certo, eles ficarão com você por muito tempo e crescerão. Como bônus, aprenderá o poder da generosidade: como ela cura feridas mentais e destrói aqueles hábitos do "deve" que, sem querer, você pode ter criado.

A curiosidade e a generosidade são grandes amigas. Uma sustenta a outra. Também são suas amigas. Para o cérebro, são uma dupla dinâmica muito mais compensadora do que a culpa e a vergonha. Quanto mais você aprender a se apoiar nelas, mais elas vão ajudar e apoiar você também.

CAPÍTULO 20

Dia 17: Liberdade de escolha não forçada

Passamos as duas últimas semanas ensinando você a se livrar de ciclos de hábitos alimentares inúteis. Se você fumasse ou fosse viciado em alguma droga, agora estaria dando adeus a essa condição. Com a comida é diferente. Você não precisa fumar, mas tem de comer para sobreviver.

A privação total não é a solução. Se já tentou se forçar a não comer seu doce predileto, você sabe que esse fruto proibido fica cada vez mais doce e presente na mente.

Agora que identificou e, idealmente, começou a largar os antigos ciclos de hábitos, o cérebro pode se perguntar: *Do que você precisa como nutriente em vez de só coçar a comichão do desejo?* Seu cérebro já começou a explorar o que pode ser melhor do que os antigos hábitos. Conforme você desenvolve e refina a consciência, ele vai descobrindo que qualidades procurar para garantir a probabilidade de sobrevivência a longo prazo. O que fará você se sentir saciado em vez de indisposto? Quando identificar novos hábitos saudáveis ligados à comida – o tipo de alimento gostoso e nutritivo e a quantidade que não leva ao precipício do excesso –, você ficará tão satisfeito que não pensará mais naquelas escolhas não saudáveis.

No consultório e nos programas terapêuticos digitais, chamo esse processo, de forma bem pouco científica, de encontrar a maior e melhor opção. Criei a expressão depois de refletir sobre um rito de passagem constrangedor: o namoro no colégio. Eu marcava um encontro na sexta-feira à noite, e minha empolgação aumentava durante a semana. Em cima da hora recebia um telefonema com a desculpa mais esfarrapada do mundo para a garota cair fora. O famoso "Tenho que lavar o cabelo" provavelmente escondia uma opção melhor, como outro encontro. Ela recebera uma maior e melhor opção. Vamos chamar de MMO para resumir.

O córtex orbitofrontal está sempre analisando as opções e sempre vai preferir a MMO. Como no caso do fracasso da força de vontade, o truque é aproveitar o ponto forte em vez de lutar contra ele. Isso aumenta a probabilidade de sucesso e garante que os novos hábitos proveitosos terão vida longa.

Como qualquer bom líder sabe, a escolha feita livremente será adotada de forma mais profunda e constante do que a ditada de cima, do alto do "Monte Você Deve". Por isso os pais espertos não fazem drama quando os filhos se recusam a usar um gorro em uma manhã gelada. Eles sabem que a probabilidade de as crianças se agasalharem voluntariamente na terça-feira será maior se na segunda tiverem aprendido por experiência própria que o gorro era necessário. Orelhas quentinhas são uma MMO em relação ao frio.

FAÇA LIVREMENTE A ESCOLHA ATENTA

Minha equipe e eu descobrimos por conta própria que é eficaz aproveitar o córtex orbitofrontal para encontrar a MMO quando nossos participantes podem escolher sozinhos.

No início do programa Eat Right Now, meu amigo Pete experimentava algumas mudanças no ensino de física com seus alunos universitários da Cal Poly, a Universidade Politécnica Estadual da Califórnia. Ele estava testando o modelo *flipped classroom*, a sala de aula invertida. O conceito era que as aulas fossem assistidas em casa e os exercícios feitos em sala de aula. Pete gravou todas as aulas para os alunos verem quando quisessem. Depois eles podiam ir à faculdade e resolver as dúvidas dos exercícios com o professor.

Pensei que poderíamos usar o mesmo modelo de sala de aula invertida no Center for Mindfulness. A ideia era as pessoas usarem o programa Eat Right Now em casa e frequentarem uma aula semanal presencial em que, do mesmo modo que na MBSR e em outros formatos semelhantes, obteriam os benefícios do grupo. Em vez de eu ficar em pé diante de todos falando sem parar sobre como funciona o aprendizado baseado em recompensas, eles poderiam aprender os conceitos gerais em casa e levar as perguntas ao grupo. Todas as semanas eram dinâmicas. Eles levavam questões baseadas na dificuldade de implementar os princípios do programa no cotidiano. Por exemplo, quem ficasse preso em um ciclo de hábitos de força de vontade poderia levar isso à aula, e eu e os outros membros do grupo ajudaríamos a descobrir onde a pessoa estava emperrada e sugerir maneiras de abandonar a força de vontade e começar a trabalhar com o cérebro planejador e de sobrevivência. Tanto quem levasse a questão como os demais se beneficiariam.

Depois de quase dois anos conduzindo o grupo, comecei a ver surgir um padrão. A primeira mudança foi que as pessoas mapeavam melhor seus ciclos de hábitos. Conseguiam identificar mais ciclos e vê-los com mais clareza do que antes de entrar no grupo. Não foi uma surpresa. O objetivo era esse. Seria mais surpreendente (e uma decepção) se não conseguissem mapear um ciclo em 15 dias usando o aplicativo e participando do grupo. A segunda alteração foi que os participantes mudavam seus hábitos alimentares. Além disso, no decorrer de dois meses usando o aplicativo e participando do grupo, a cada semana estavam com o humor mais leve e atitudes mais positivas. No entanto, como eu estava conduzindo os grupos, era difícil identificar o padrão completo.

Pedi ajuda a especialistas para descobrir que processo de mudança produzia essas alterações. Ariel Beccia era uma aluna de pós-graduação de meu laboratório que tinha histórico em pesquisa qualitativa. A maioria das pesquisas é quantitativa: calculamos alterações com o passar do tempo e registramos diferenças percentuais; examinamos a diferença de atividade cerebral entre os grupos. Mas a pesquisa *qualitativa* se concentra em como as pessoas vivenciam as alterações que causam ou acompanham a mudança dos números.

Ariel projetou um estudo qualitativo para descobrir o que acontecia na vida de nosso grupo da sala de aula invertida. Para isso, escutou o que o grupo tinha a dizer. Descobriu que o que fazia toda a diferença na substituição do hábito alimentar inútil pelo proveitoso era a capacidade das pessoas de se engajar em escolhas atentas. Ao passar pelo primeiro e pelo segundo passos, os participantes se sentiam mais capazes de fazer escolhas positivas sobre o comer e a comida e "adotavam métodos adaptativos de lidar com experiências e emoções adversas". Uma pessoa resumiu o terceiro passo assim: "Podemos ter consciência a qualquer momento. Mas a escolha é que torna a diferença duradoura."

A partir desse estudo, ficou claro que o segredo do sucesso na terceira etapa é ser uma escolha decorrente de escutar o corpo, não as ordens do "deve" que partem da mente. Reunimos a linguagem do grupo e definimos a terceira etapa: uma liberdade de escolha não forçada que vem da consciência corporificada.

Foi muito gratificante identificar o que observamos há anos: nos sentimos melhor quando reduzimos a incerteza no cérebro. Também foi bom que essa definição viesse do grupo. Não éramos pesquisadores de jaleco branco ditando como as pessoas deveriam se comportar.

Os participantes descreveram várias vezes que essa liberdade de escolha não forçada se encaixava no funcionamento do cérebro: na hora de escolher, preferimos a opção mais compensadora. Primeiro precisamos *sentir que temos escolha*.

O terceiro passo começa vendo que é possível escolher sair dos antigos ciclos de hábitos. Sem consciência de quais são (primeiro passo), não conseguimos fazer isso. Sem consciência de que os ciclos de hábitos são pouco compensadores (segundo passo), não temos a motivação de sair. Achamos que não conseguimos. Só quando testamos as alternativas (parar no alto do platô do prazer em vez de cair no precipício do excesso) podemos ver que elas existem. O mais importante é que precisamos ver que nos sentimos melhor com elas. Temos que achar a MMO por conta própria.

✿

É assim que o cérebro funciona. O córtex orbitofrontal vai analisar A e B e escolher a alternativa mais compensadora. Nossa missão na terceira etapa é ensiná-lo que existem comidas – e quantidades – mais agradáveis do que aquelas que o desencantaram. Assim o cérebro escolhe livremente a maior e melhor opção. Por exemplo, descobrimos que uma fruta dá uma satisfação doce que não nos faz desejar mais. Não comer em excesso – parar antes de cair do precipício – também conta. Não fazer algo – não comer demais – é um tipo de fazer que também se classifica como MMO, porque é mais gostoso do que exagerar.

O princípio da MMO também se aplica às nossas decisões. Por exemplo: O que é mais gostoso: sentir que não tem escolha ou ser capaz de escolher?

O que é mais gostoso: forçar-se a fazer algo ou sentir que a escolha vem naturalmente?

Quando o cérebro que pensa começa a escutar o corpo que sente, a conversa leva ao acordo. Juntos, eles escolhem naturalmente a MMO. A liberdade de escolha não forçada é muito mais gostosa do que ficar preso aos antigos hábitos alimentares. É melhor do que tentar se forçar a seguir uma dieta ou plano alimentar.

Nos próximos capítulos, você aprenderá a usar seu cérebro para se encantar com as opções maiores e melhores.

O BENEFÍCIO DA ESCOLHA NÃO FORÇADA

Os hábitos são uma força poderosa, mas é possível rompê-los. Você já rompeu um ou dois hábitos só por avaliar que B era melhor do que A. Reflita sobre os hábitos que mudou há pouco tempo. Achou que conseguiria manter o novo comportamento com mais facilidade quando sentiu que escolhia livremente? Teve de lutar contra outros hábitos? Optou pela nova recompensa por si mesmo ou foi direcionado por uma fonte externa?

CAPÍTULO 21

Dia 18: A relação entre comida e humor

Não tenho muitas lembranças da primeira infância, mas houve um dia no primeiro ou segundo ano que se destaca em minha memória. Fui dormir na casa de meu amigo Clayton. A mãe dele nos deixou tomar refrigerante e comer sonho no café da manhã, enquanto o mais parecido com um doce em casa era alfarroba (aquele produto esquisito e achocolatado que minha mãe preocupada com a saúde comprava na cooperativa de alimentos naturais, em Indiana). A bomba açucarada de sonho com refrigerante foi uma descoberta. Achei que tinha ganhado na loteria. Mas logo depois tive uma sensação horrível no estômago. Quando voltei e disse à minha mãe que estava com dor de barriga, ela me perguntou: "O que você comeu no café da manhã?" Pensei no sonho (ou três, quem sabe) e tive um clique no cérebro. Pode ter sido minha primeira retrospectiva.

Alguns anos depois, no ensino médio, comecei a participar seriamente das corridas de bicicleta BMX. Não há muito a fazer em Indiana, além da piada de ver o milho crescer. Percorrer a trilha de terra em duas rodas e dar grandes saltos era muito emocionante. As corridas ocorriam nos fins de semana de verão e havia três etapas por faixa etária. Os juízes de pista somavam a posição do ciclista em cada uma para definir o vencedor do dia. Eu acompanhava cuidadosamente a competição. Queria vencer.

Para me abastecer da comida que eu queria antes de cada etapa, eu usava o dinheiro que ganhava entregando jornais, porque minha mãe não financiava refrigerantes e chocolates. O problema era que havia várias horas entre cada etapa. Em geral, eu ia melhor na primeira, chegando em primeiro ou segundo lugar. Conforme o dia passava, minha energia diminuía e meu humor piorava. Na terceira, era difícil acompanhar os outros. Quando o efeito do açúcar e da cafeína passavam, eu ficava irritado e azedo.

Certo dia, minha mãe sugeriu que eu comesse um sanduíche de manteiga de amendoim com mel em vez de uma barra de chocolate, para ter mais energia. Acho que estava mais interessado em vencer do que em doces e dei uma chance a essa alternativa de proteína e energia. Deu certo. Na última etapa eu estava quase tão bem quanto na primeira do dia. Não imaginava que a comida podia afetar tanto meu nível de energia – e meu estado de espírito. Foi bom vencer, claro. Mas mudar a alimentação também me ajudou a perder o humor ranzinza e lembrar por que eu corria: vencendo ou não, era divertido andar de bicicleta (e ficar ao ar livre).

❧

Não sou o único nessa jornada da psiquiatria nutricional, uma área que surgiu nos últimos anos. Ela se concentra em pesquisar como o que comemos afeta nossas emoções. Eu acrescentaria que é uma via de mão dupla: como nos sentimos também afeta o que comemos. Por exemplo, foram feitas correlações entre a alimentação rica em açúcar refinado e a piora dos sintomas de transtornos do humor, como a depressão. Um estudo transversal constatou que um índice glicêmico mais alto aumentava o risco de depressão. Outros estudos verificaram que corantes artificiais e conservantes como o benzoato de sódio aumentam a hiperatividade em crianças. Uma área de pesquisa em expansão examina como os tipos de alimento consumidos aumentam os marcadores de inflamação no corpo e no cérebro e talvez afetem os transtornos do humor. As pesquisas vão confirmando o ditado "somos o que comemos". Comida = humor. Coma lixo, sinta-se um lixo. Ironicamente, se não soubermos como os ciclos de feedback funcionam na mente, sentir-se um lixo pode levar a comer mais lixo e perpetuar o ciclo.

Saber que a alimentação afeta a energia, o humor e a saúde em geral nos permite procurar e escolher as opções maiores e melhores. Abandonei os refrigerantes; o cérebro só precisa imaginar como eu me sentiria após consumi-los, em comparação com chá ou água, para fazer essa escolha.

MIRTILOS: UM FINAL FELIZ DO CASO COM AS BALINHAS DE GELATINA

Quando eu estava na fase das balas de gelatina, fiz um pequeno experimento. Na ciência, a expressão *estudo n-de-1* destaca que se pode aprender muito com indivíduos. Este indivíduo único estava prestes a aprender com a comparação entre aquelas balas e os mirtilos. Foi na época em que nem as tinha em casa porque não resistiria.

Prestar atenção me ajudou a me desencantar, mas não só isso.

Quando as balas perderam a graça no cérebro, a familiaridade de comê-las à noite continuava lá. Eu ia até o armário e ficava olhando. O desejo não tinha sumido. O cérebro procurava outra opção doce que o satisfizesse. Procurava a maior e melhor opção.

Se meu cérebro queria algo açucarado após o jantar, eu precisava fazer um experimento para ver que alimento doce ganharia o concurso, que incluía meu contentamento – sem promover o desejo de mais consumo impensado –, o efeito sobre o humor e o nível de energia, etc. Além disso, precisava ser gostoso. Comecei a comparar as balas de gelatina com os mirtilos.

Para começar, pratiquei a alimentação atenta com cada opção. O sabor dos dois ficava a quilômetros de distância. As balas tinham aquele toque doce e artificial; os mirtilos, não. Me faltam palavras para descrever seu sabor. Era como se os mirtilos tivessem evoluído para atingir o equilíbrio perfeito de sensação na boca, sabor e satisfação para o corpo e o cérebro, principalmente quando comparados às balas de gelatina. Aparência: minhocas de gelatina, psicodélicas; mirtilos, um azul profundo e convidativo. Sensação na boca: minhocas de gelatina, viscosas; mirtilos, uma leve explosão e depois macio e firme ao mesmo tempo. Desejo de mais: minhocas de gelatina, disparado; mirtilos, fácil de parar quando estivesse saciado. Já deu para entender.[8]

---

[8] Estou sendo meio hiperbólico de propósito. Como já ressaltei, sorvete não terá gosto ruim quando prestarmos atenção. Mas podemos comparar o resultado de comer uma xícara de mirtilos com comer uma xícara de balinhas de gelatina ou do doce que preferirmos.

Todo cérebro sabe quando algo é bom, desde que lhe seja dada a oportunidade de registrar isso. Não é preciso ler um estudo sobre os benefícios dos mirtilos; o cérebro já sabe o que é bom quando comemos. Encontrei minha MMO.

CRIAR ENCANTAMENTO

Meu experimento com mirtilos destaca vários aspectos importantes. (1) Prestar atenção nos ajuda a aproveitar os prováveis éons de evolução que nos permitiram perceber qual alimento é saudável. Temos de reaprender isso nos tempos modernos, porque nos acostumamos à comida industrializada. (2) Ingerir açúcar de fontes naturais é muito diferente de comer produtos feitos pela engenharia de alimentos quando se trata de desejo. Nos mirtilos, por exemplo, o açúcar é acompanhado por fibras e absorvido de forma relativamente lenta e constante no intestino. Os alimentos processados são projetados para ter fácil digestão e liberar o açúcar para uma absorção rápida. Isso causa um pico compensatório de insulina na corrente sanguínea. Vem daí a expressão *índice glicêmico*. Os alimentos recebem um número – seu índice glicêmico – com base em quanto aumentam a glicemia (a quantidade de açúcar no sangue). Os picos e quedas da glicemia contribuem para os desejos. Comer carboidratos refinados (basicamente, açúcar) só nos faz querer mais. O corpo evoluiu assim para suportarmos a fome. Quando comemos fontes naturais de calorias, nos sentimos contentes em vez de desejar mais. É muito mais fácil parar no alto do platô do prazer sem cair no precipício do excesso. (3) Podemos confiar no cérebro para preencher esses vazios que surgem quando nos desencantamos com um alimento.

Criar confiança começa sabendo como o cérebro funciona. Aumentamos essa confiança usando a consciência para que o cérebro faça o serviço. Tentar nos forçar a comer brócolis é um hábito cansativo e não compensador. A consciência e a curiosidade são presentes que nos damos; elas fazem o trabalho por nós.

POSSÍVEIS MAIORES E MELHORES OPÇÕES EM ALIMENTOS

Sua necessidade nutricional difere um pouco da dos outros, com base em sua formação genética, seus hábitos de exercício, seu tamanho, seus hábitos de sono e dezenas de outros fatores. Mas alimentos simples e não processados, o mais próximo possível de como saem do chão ou da planta, tendem a oferecer um valor de recompensa mais alto a todos. (Os alimentos vegetais não processados têm o bônus de serem melhores para o planeta.) Não vou fazer uma lista porque é facílimo ficar obcecado por regras alimentares e se pôr na prisão da comida se não as seguir. Em vez disso, preste atenção. Escute seu corpo. Preste atenção no que você ganha comendo cada tipo de alimento. Seu corpo é muito mais sábio do que qualquer versão de uma lista do que você deve ou não comer.

Além de ajudar a se desencantar de tipos e quantidades não saudáveis de comida, a consciência também ajuda você a ficar mais encantado com os alimentos positivos para a saúde e o bem-estar. Não é preciso dizer a si mesmo que alimento comer ou evitar. O corpo fará isso, contanto que você crie consciência e preste atenção no resultado. O bônus é que esse ciclo entre o corpo e a mente se torna virtuoso. Quando registra que o mau humor leva você a comer junk food e esta, por sua vez, o deixa ainda mais irritado, você se desencanta desse ciclo. Quando percebe que comer alimentos processados ou com aditivos artificiais afeta seu humor e até o leva a desejar mais comida não saudável, você pode se desencantar desse ciclo e sair dele. Como eu fiz com o passar dos anos, você pode explorar todos os alimentos que ajudam a melhorar o humor e a manter o nível de energia.

Seu corpo já sabe qual tipo e quantidade de alimento é a MMO. Basta lhe dar ouvidos. Cada vez que faz isso e presta atenção no resultado, você cria encantamento com esses comportamentos, simplesmente porque se sente melhor. Quando eliminamos os aditivos alimentares (como os corantes artificiais), consumimos produtos naturais e trocamos o refrigerante por água com gás e balas por mirtilos, o corpo e o cérebro sabem o que é melhor para nós. Fazer uma retrospectiva ajuda a gravar esses valores de recompensa e os deixa mais acessíveis no futuro.

Pode não parecer fácil, mas é simples. Juro que não simplifiquei os conceitos nem o processo. Eu me baseei em pesquisas de meu laboratório e nas de muitos cientistas que estudam os fundamentos do aprendizado por reforço, tanto no cérebro quanto no comportamento.

CRIE SEU BANCO DE DADOS DE ENCANTAMENTO

Você já deve ter um banco de dados do desencanto cheio de informações úteis sobre alimentos que não são o que parecem. As inclusões que fez nesse banco de dados resultaram do aprendizado por reforço negativo de comer com mais atenção. Mas não esqueçamos o reforço positivo. Está na hora de começar a fazer inclusões em seu banco de dados de encantamento – um grupo de alimentos que satisfazem a curto e longo prazos. Escolha dois alimentos que você começou a apreciar mais em consequência das práticas aprendidas até aqui.

EXERCÍCIO DE COMER ATENTO: Siga as orientações do comer atento e preste toda a atenção enquanto ingere esses alimentos. Observe o sabor de cada mordida. Registre como se sente depois.

RETROSPECTIVA SOBRE ESSE ALIMENTO: Vinte minutos e/ou uma hora depois de comer, reserve alguns momentos para registrar como se sente. Faça uma retrospectiva de como foi comer naquele momento. Repita com a frequência necessária para gravar como foi (e é) bom comer esses alimentos.

❧

Você pode fazer o mesmo exercício com a quantidade que come. Use o platô do prazer e registre como se sente antes de cair no precipício do excesso. Faça uma retrospectiva para se lembrar e veja quanto consegue recordar quando sentir a ânsia de exagerar no futuro.

CAPÍTULO 22

Dia 19: Generosidade

Há alguns anos, uma mulher na faixa dos 30 anos foi encaminhada a meu consultório por transtorno de compulsão alimentar (TCA): comia muito mais rápido do que o normal; comia até se sentir mal; comia grandes quantidades sem fome física; depois se sentia zangada, deprimida ou culpada. Eu sabia qual era o tratamento convencional: uma combinação de medicação para os sintomas depressivos, terapia cognitivo-comportamental para se concentrar nos padrões de pensamento negativo e, se necessário, alguma orientação nutricional.

Como acontece com todos os seres humanos, sua história completa era muito mais complicada do que a ficha médica podia revelar. Era essa história que me guiaria ao tratamento certo. Na conversava, descobri que Tasha tinha um histórico de trauma. Antes dos 10 anos, aprendera que comer lhe permitia reduzir as emoções negativas. Quando a conheci, ela chegava a comer pizzas grandes inteiras cerca de vinte dias por mês. O hábito tinha cobrado um preço do corpo e da mente: ela estava deprimida e com sobrepeso. Sentia-se culpada depois dos episódios de compulsão, envergonhada e sem esperança de conseguir sair do ciclo.

Eram muitos anos de sofrimento e compulsão, mas eu tive esperança de que conseguiríamos reverter a situação. Mapeamos o ciclo de hábitos: Gatilho: emoção negativa. Comportamento: comer pizza compulsivamente. Recompensa: neutralizar os sentimentos negativos. Ficava claro que a compulsão a envergonhava, o que causava o comportamento de "compulsão em cima de compulsão". Os membros do comitê da cabeça faziam hora extra e a julgavam por ceder à compulsão. Sentindo-se culpada, ela tinha vergonha de quem era. Não julgava apenas o comportamento. Ela também *se julgava*.

Por que entrava de novo em compulsão, se a própria compulsão a jogava nas espirais de culpa e vergonha? Infelizmente, seu cérebro só tinha aprendido um modo de lidar com as emoções negativas: continuar com o ciclo de hábitos inúteis da compulsão alimentar.

Quando a compulsão causa autocondenação, que gera culpa e vergonha, que provoca outra compulsão, parece que somos sugados por um vórtice sem fim. A atração gravitacional pode ser fortíssima. É como um rodamoinho, que puxa cada vez mais. Parece impossível sair desse ciclo de "hábito em cima de hábito", pois eles se alimentam mutuamente. O que acontecia no cérebro de Tasha não era culpa dela.

O HÁBITO DE AUTOCONDENAÇÃO

Outra força infeliz da natureza que pode aumentar a gravidade dessas situações é a familiaridade. Lembremos que o cérebro não gosta de mudanças. Elas lhe causam muito desconforto, que ele faz o possível para evitar buscando o que é conhecido. Vejamos um exemplo de como esse puxão da familiaridade nos conduz na direção errada, mesmo quando o cérebro planejador vê com clareza que seria melhor mudar o comportamento.

Uma equipe de pesquisadores liderada por Yael Millgram, da Universidade Hebraica, fez um experimento simples. Um conjunto de fotos foi mostrado a indivíduos deprimidos e não deprimidos. Algumas continham imagens alegres, como gatinhos fofos e, aparentemente, sorrindo para a câmera. Outras exibiam situações tristes, como alguém chorando. Havia um terceiro grupo, com imagens neutras, como um relógio ou um banquinho. Os cientistas pediram que os participantes classificassem seu estado de espírito depois de olhar as fotos. Tanto para os deprimidos como para os outros, as imagens alegres trouxeram alegria, e as tristes, tristeza. Nenhuma surpresa. O interessante é que, embora não diferissem no número de vezes que escolhiam olhar imagens alegres, os indivíduos deprimidos optaram por ver *muito mais* imagens que provocavam tristeza do que os não deprimidos.

Millgram e sua equipe repetiram a experiência, só que, em vez de mostrar fotos que induziam alegria e tristeza, fizeram um novo grupo de participantes ouvir clipes de músicas alegres e tristes. A constatação foi a mesma: os indivíduos deprimidos tinham mais probabilidade de escolher as músicas tristes.

A equipe de pesquisa se perguntou o que aconteceria se dessem aos indivíduos deprimidos uma estratégia cognitiva para se sentirem melhor ou pior. O que eles escolheriam? Uma última rodada de participantes foi treinada para aumentar ou reduzir a reação a estímulos emocionais usando a chamada reavaliação cognitiva. Com a atribuição de um significado ou interpretação diferente à imagem, era possível subir ou baixar a reação emocional. Diante do mesmo tipo de imagens alegres, tristes ou neutras da primeira experiência, pediram que escolhessem uma estratégia: Me deixe mais alegre ou mais triste. Dá para adivinhar o fim da história. Os indivíduos deprimidos escolheram se sentir *pior*.

Pode soar estranho para a maioria das pessoas não deprimidas, mas para quem tem depressão, não. Talvez elas estejam mais familiarizadas com se sentir assim; é sua zona de conforto.

Preferimos o famoso demônio conhecido porque nos é familiar. O medo do novo – aquela sensação avassaladora que surge quando há incerteza demais – supera o desconforto. Entender como a mente resiste à mudança nos abre para a experiência e nos ajuda a trabalhar com essa resistência.

É o que acontece quando nos condenamos pelo modo de comer. Em um mundo perfeito, bastaria incorporar nosso Bob Newhart interior e dizer: "Pare com isso!" Nada de autorrecriminação. Mas estamos tão acostumados a nos castigar pelos hábitos inúteis que também transformamos esse castigo em hábito. Sentimos que a culpa é nossa. Mas na verdade se trata de um defeito elétrico do cérebro, decorrente de um pequeno erro da fiação, que pode ser corrigido.

Além disso, o cérebro racionaliza as ações. Dizemos a nós mesmos que devemos estar ganhando algo quando nos condenamos. Senão, não faríamos isso, não é? *Se me condenar, vou abandonar esse comportamento!* Isso só reforça o hábito da autocondenação. Para muita gente, praticar a autocondenação é melhor do que não fazer nada, sobretudo quando há muita bagagem. Embora o fato tenha ocorrido no passado imutável, sentimos que precisamos fazer algo, e o possível é o castigo. Ah, o controle! Quanto mais fazemos, mais familiar fica, o que dificulta ainda mais sair do ciclo. O controle e o conforto são amigos poderosos, principalmente juntos.

Uma pessoa de nosso programa disse: "Eu me perguntei com frequência por que me autossaboto e começo a comer até quando me lembro de me odiar por isso. Achava que a resposta era que precisava me odiar mais para que servisse de restrição na lembrança na vez seguinte."

Isso me leva de volta a Tasha, presa em seu próprio ciclo de compulsão-vergonha-compulsão. Como parte de nosso trabalho, ela aprendeu a tirar vantagem do córtex orbitofrontal e começou a examinar o que ganhava com a autocondenação. Essa parte foi simples. Descobriu que não ganhava nada além de mais compulsão. Não era compensador. Com esse erro de previsão negativo, o cérebro a ajudou a romper o ciclo de hábitos e as compulsões ficaram menos frequentes.

Mas essa é só metade da história. Que tal aliviar a autocondenação em si? Ela precisava encontrar algo melhor para a mente nesses momentos.

A GENEROSIDADE COMO MAIOR E MELHOR OPÇÃO

Os membros do comitê de Tasha faziam hora extra. Mas a própria Tasha estava começando a aprender a sair dos ciclos de hábito de autocondenação por ver que eram pouco compensadores. Estava na hora de trazer o ingrediente secreto: a generosidade.

É comum as pessoas usarem as palavras *generosidade* e *compaixão* como sinônimos, principalmente quando aplicadas a si mesmas. A compaixão vem da raiz *compati*: *com* é com mesmo, *pati* é sofrer. Quando estamos diante do sofrimento, dos outros ou nosso, é comum termos vontade de ajudar de alguma forma. Qual é a atitude dessa reação compassiva? A generosidade. Ambas são relacionadas, mas não iguais. Podemos ser generosos na ausência de sofrimento. Quando sofremos, a generosidade é um movimento compassivo natural para aliviar o sofrimento. Por que ela surgiria em situações assim?

Meu laboratório fez um estudo para ver a posição da generosidade em relação ao valor de recompensa. Pedimos que centenas de pessoas classificassem uma série de comportamentos e estados mentais, os mais preferíveis no alto, os menos abaixo. Os estados mentais iam de ansioso, com medo, zangado, frustrado e preocupado a agradecido, contente, conectado e generoso. A generosidade ficou em segundo lugar, atrás apenas da alegria. Você pode repetir essa experiência. É mais gostoso se julgar ou ser generoso com você mesmo? Mais uma resposta óbvia.

Se você tende a se julgar ou até a se julgar por estar se julgando, pode ser um bom momento para recuar, mapear e se perguntar: "O que ganho com isso?" Não é preciso jogar o hábito do autojulgamento para escanteio – a força de vontade é mais mito do que verdade. Basta trazer a consciência e a generosidade à tona. A consciência ajuda o córtex orbitofrontal a ver que o julgamento não é compensador, para que deixe de ser favorecido. A generosidade entra em cena e pergunta com inocência: "Como foi a última vez que você esteve comigo?" Ela é a maior e melhor opção. Diante do sofrimento – como quando nos condenamos e nos castigamos –, podemos aprender a desenvolver a generosidade e a nos apoiar nela como novo hábito.

Um exemplo. Na véspera de escrever o primeiro rascunho deste capítulo, trabalhei com um homem, Alex, na reunião semanal por vídeo de nosso grupo. Ele me disse que tinha dificuldades com o autojulgamento e eu lhe pedi que examinasse como se sentia quando se julgava. Alex estava se expondo diante de cerca de duzentas pessoas, portanto foi sintético: não se sentia bem.

Pedi que pensasse numa ocasião em que sentira generosidade. Esperava ouvir alguma história de quando alguém lhe cedeu a vez na fila do supermercado ou tinha recebido um abraço espontâneo de uma criança. Mas ele me surpreendeu dizendo: "Outro dia, fiz um ovo mexido para meu colega de quarto no café da manhã." Não era o que meu cérebro esperava. Interessante.

À minha pergunta sobre como se sentira ao preparar o ovo, Alex garantiu que se sentiu bem. Isso demonstrava que a generosidade com os outros causa um efeito positivo sobre nosso estado de espírito. Pedi então que comparasse generosidade e julgamento. Alex fez uma rápida retrospectiva para sentir como é o autojulgamento (nada bom) e a generosidade (boa!). O passo seguinte foi comparar para identificar qual dos dois tinha o valor de recompensa mais alto.

Em geral, é mais fácil praticar a generosidade com os outros. No fim, Alex aceitou uma missão: quando registrasse autojulgamento e autocondenação, se lembraria de como se sentira ao preparar um ovo para o colega de quarto. Reserve um tempo para preparar mentalmente um ovo para você.

❦

A generosidade é gostosa. Quando alguém faz algo generoso por nós – principalmente sem esperar nada em troca –, nos sentimos aquecidos, como se nos aconchegássemos em um cobertor fofinho. Tracy, que hoje ensina atenção plena a universitários, descreveu assim: "A generosidade é como usar um suéter muito macio e sentir a maciez no corpo inteiro. É um conforto." Aqui está um bônus: quando somos generosos, damos (a nós) e recebemos (de nós). É um suéter e tanto.

A experiência de Tracy e Alex com a recompensa da generosidade é reforçada pela neurociência. Meu laboratório fez estudos de neuroimagem que podem se resumir no título VEJA COMO SEU CÉREBRO FICA COM A GENEROSIDADE. Já escrevi bastante sobre nossa pesquisa, mas vou sintetizá-la aqui. Fizemos vários estudos sobre o efeito da generosidade no cérebro, inclusive quando as pessoas praticam uma meditação chamada generosidade amorosa (mais detalhes adiante neste capítulo). Várias vezes constatamos que o córtex cingulado posterior, aquela região ativada quando queremos mais chocolate, nos julgamos e nos preocupamos com o futuro, fica muito quieto quando praticamos a generosidade. Em síntese: a bondade acalma as regiões do cérebro que se ativam com o desejo.

Você pode prestar atenção em como é o suéter da generosidade quando alguém age assim com você e quando se comporta assim consigo mesmo ou com outra pessoa. Que suéteres desse tipo podemos tricotar mentalmente para nós e para os outros?

COMO A GENEROSIDADE LEVA AO SUCESSO

A pesquisa liderada pelo psicólogo britânico Paul Gilbert mostrou que a generosidade, principalmente com nós mesmos, pode ser assustadora. Para quem tem membros muito barulhentos no comitê do autojulgamento e da autocrítica, o estudo indica que é possível desenvolver o medo da compaixão ou da generosidade e que esse medo está ligado a autocondenação, estresse, ansiedade e depressão. Quando uma pessoa adota o hábito da falta de autogenerosidade, é assustador agir ao contrário. Ela pode temer não conseguir ser generosa consigo mesma e/ou não merecer isso. Também pode temer perder a vantagem ou o controle. A autoindulgência se liga ao autocontrole quando a mente é eficaz no convencimento de que repetir o sorvete é ser generoso com você mesmo. Ironicamente, o ato mais generoso nesses momentos é verificar como se está.

Nosso estudo qualitativo dos participantes do Eat Right Now mostrou que entender o que acontece na mente ao se julgar ou se prender no ciclo de hábitos de autoindulgência ou de comer por estresse deu poder às pessoas para largar e romper aquele teimoso ciclo de hábitos. Eis como descrevemos nossas descobertas no artigo:

> Para muitos que identificaram como gatilhos episódios estressantes ou traumáticos, esse comportamento é um mecanismo de enfrentamento. Como afirmou uma mulher, "não questionamos nossos episódios de compulsão. Agora, posso voltar e dizer: bom, acabei de receber uma notícia horrível. Preciso de um jeito de enfrentá-la!". Entender o papel do transtorno alimentar em sua vida reduziu o sentimento de culpa ou vergonha (por exemplo, "Há menos julgamento. Sou apenas humano e é isso o que estou sentindo"), e, em geral, contrastava com as tentativas anteriores de "controlar" o que se comia, como ao fazer dietas. Por exemplo, uma mulher explicou: "Isso é o principal desse programa em relação aos outros, em que a gente emagrecia ou não, ou seja, era uma pessoa boa ou má."

Abandonar a culpa e a vergonha deu poder às pessoas e abriu espaço para a generosidade com elas mesmas e até para o desejo de atacar a causa básica da angústia emocional, em vez de evitá-la comendo. Uma pessoa disse: "Isso é muito empoderador porque, agora que sei o que está acontecendo, posso mudar."

Quando nos sentimos com poder, temos mais capacidade de escolher por conta própria e, assim, nos sentir bem com quem somos. Em vez de nos julgar por sermos fracos ou fracassados, nos tratamos com compaixão e compreensão por saber que só estamos tentando nos proteger.

Uma pessoa no programa explicou em termos simples: "Com a generosidade, descobri que muitas vozes dos antigos membros do comitê desapareceram. Em vez de ser importunado pelos 'e se' constantes que me levam ao desespero, há uma voz constante da generosidade. Isso mudou minha vida!"

Podemos nos desencantar dos velhos membros inúteis do comitê e, conforme seu valor de recompensa cai, eles saem da nossa cabeça e da nossa vida. Da mesma maneira, se notamos que a generosidade é gostosa, seu valor de recompensa fica ainda mais claro e torna-se mais fácil ouvi-la, principalmente quando as velhas vozes saíram da sala. É uma MMO, sobretudo quando comparada aos "e se" e a outros negacionistas.

A PRÁTICA DA GENEROSIDADE

Existem muitas maneiras de praticar a generosidade com você mesmo. Ela vem em todas as formas e sabores e de diversas tradições religiosas e culturais. Se quiser aprender a tratar a si mesmo com alguma generosidade, sugiro começar de forma bem simples. Como fiz com Alex, mapeie os ciclos de hábitos de autocondenação ou de outras formas de falta de generosidade. Que tom de voz você usa quando fala consigo mesmo? Você se força a ficar sentado à mesa em vez de dar ouvidos ao corpo que pede uma pausa para se alongar? Esses atos físicos e mentais de falta de generosidade podem ser muito sutis. Quando explorei as várias manifestações, notei que levava a falta de autocuidado inclusive à escovação dos dentes: fazia isso depressa e com força. Quando notar que está caindo em qualquer um desses comportamentos físicos e mentais automáticos, pergunte-se: "O que ganho com isso?" Preste muita atenção no resultado.

Reserve um momento para demonstrar generosidade genuína consigo mesmo. Pode ser uma frase que sirva de lembrete para não ser tão duro: "É compreensível que se sinta assim agora"; "Você está fazendo o melhor que pode"; "Você já é muito bom (porque é mesmo!)"; ou o que reverberar no seu interior. Aceitar ou permitir nossa experiência é um ato de generosidade. Aceitar que algo está acontecendo é muito diferente de rejeitar a realidade. (Um aparte: não se trata de aprovar o comportamento de alguém que nos faz um mal; aceitar em vez de negar que algo acontece nos dá mais poder para denunciar e agir de forma apropriada.) Você também pode praticar pequenos atos aleatórios de generosidade com os outros para criar seu banco de dados de encantamento com ela. Vai notar que segurar a porta para alguém sem esperar nada em troca é muito gostoso. Preste atenção nesse resultado, e seu cérebro vai gravá-lo para se tornar automático.

Mas para uma mudança duradoura, lembre-se de que é preciso permitir que o córtex orbitofrontal escolha livremente entre duas opções. Para mostrar a ele todo o potencial e o valor de recompensa da generosidade, você precisará somá-la ao poder da consciência. A gravação desses hábitos será melhor quando as duas estiverem juntas. Observe como sente no corpo qualquer forma de generosidade. Lembre-se dessa sensação. Repita até ficar fácil acessar esse sentimento.

Veja como ensinamos generosidade no programa Eat Right Now. (Pode ser difícil fazer meditação lendo. Há uma gravação minha conduzindo uma meditação [em inglês] em meu site https://drjud.com/mindfulness-exercises/.)

EXERCÍCIO DE GENEROSIDADE

Sente-se numa posição confortável em um lugar silencioso e deixe a mente descansar percebendo a respiração.

Como um contraste com a generosidade, recorde uma situação recente em que você não foi generoso consigo mesmo. Observe como sente isso no corpo. Registre por alguns momentos as sensações que surgem.

Imagine que um amigo querido entra pela porta, talvez alguém que você não vê há muito tempo. Como se sente?

Observe qualquer diferença entre essa sensação e as sensações que surgiram quando você não foi generoso consigo mesmo. Vem um calor do peito ou do coração? Talvez se sinta um pouco menos tenso, inquieto ou agitado.

Traga à mente esse amigo querido ou alguém que foi um modelo em sua vida. Talvez fosse uma pessoa sábia, generosa ou amorosa de modo incondicional. Pode até ser também um animal de estimação da família; os animais são muito bons em demonstrar amor incondicional.

Pense em suas qualidades. Observe se surge no corpo alguma sensação semelhante a imaginar um amigo querido chegando. Talvez calor, expansão, etc., em geral no peito/coração.

Se não perceber nada, tudo bem. Continue observando o corpo durante o exercício.

Escolha algumas expressões de bem-querer que você usará com esse ser que acabou de trazer à mente. Daremos algumas sugestões, mas sinta-se à vontade para escolher.

Mantenha esse ser em mente e lhe ofereça a primeira expressão de bem-querer. Por exemplo, "Seja feliz". Inspire – *Seja feliz* – e leve a respiração a todo o corpo. *Seja feliz.*

Use a segunda frase de generosidade: "Tenha saúde." Inspire – *Tenha saúde* – e leve a respiração a todo o corpo. *Tenha saúde.*

Ofereça a terceira expressão de generosidade: "Fique livre de danos internos e externos." Inspire – *Fique livre de danos internos e externos* – e leve a respiração a todo o corpo. *Fique livre de danos internos e externos.*

Verbalize a última expressão de generosidade: "Cuide de si mesmo com alegria." Inspire – *Cuide de si mesmo com alegria* – e leve a respiração a todo o corpo. *Cuide de si mesmo com alegria.*

Repita essas frases em silêncio, no seu ritmo, durante o minuto seguinte. Use as frases e a sensação de amor incondicional no corpo como âncoras para se manter no presente. Se a sensação parecer fraca ou forçada, relaxe e se concentre nas frases. Essa capacidade natural vai se fortalecer com o tempo. Não tente forçá-la.

Além disso, quando a mente divagar, só registre para onde ela foi e volte às frases e à sensação de amor incondicional no peito.

Traga você mesmo à mente. Pense em algumas de suas qualidades. Observe se há alguma resistência a isso. Sim, somos bons em nos julgar não merecedores. Só observe o que obtém com isso e veja se consegue deixar de lado. Pergunte-se: "Quero ser feliz?" Deixe essa pergunta se instalar.

Ofereça-se a primeira frase de generosidade: "Que eu seja feliz." Inspire – *Que eu seja feliz* – e leve a respiração a todo o corpo. *Que eu seja feliz.*

Agora, a segunda frase: "Que eu tenha saúde." Inspire – *Que eu tenha saúde* – e leve a respiração a todo o corpo. *Que eu tenha saúde.*

Passe para a terceira: "Que eu fique livre de danos internos e externos." Inspire – *Que eu fique livre de danos internos e externos* – e leve a respiração a todo o corpo. *Que eu fique livre de danos internos e externos.* Sim, isso é não se prejudicar nem prejudicar os outros, verbal, emocional ou fisicamente.

Ofereça-se a última frase da generosidade: "Que eu cuide de mim com alegria." Inspire – *Que eu cuide de mim com alegria* – e leve a respiração a todo o corpo. *Que eu cuide de mim com alegria.*

Repita essas frases em silêncio, no seu ritmo. Use as frases – essas ou as que você escolheu – e a sensação de amor incondicional no corpo como âncoras para se manter no presente. Quando a mente divagar, só note para onde ela foi e volte às frases e à sensação de generosidade no peito. Se observar resistência, contração ou outras sensações corporais, registre-as e repita as frases.

Se essa prática de generosidade não reverberar dentro de você, veja esta alternativa que Jacqui me descreveu:

Reserve um instante para se instalar na posição que o nutrir agora. Pode ser sentado numa cadeira ou deitado. Feche os olhos ou relaxe o olhar. Inspire profundamente algumas vezes só para se instalar. Cada vez que soltar o ar, permita que as tensões desnecessárias no rosto e no corpo se reduzam. Sinta o peso do corpo descansar um pouco mais na superfície que o sustenta.

Verifique como se sente agora. Com generosidade e ternura, explore toda a experiência. Observe qualquer pensamento. Tome consciência de qualquer emoção. Explore como seu corpo se sente neste momento.

Se enfrentar alguma dificuldade, lembre que não está sozinho. Todos os seres humanos vivenciam diversos sentimentos, emoções e experiências. Muitas vezes tentamos mudar nossa experiência. Podemos resistir ou tentar consertá-la. Quando começamos a explorar com compaixão nossas experiências, aprendemos a abraçar cada uma, inclusive as difíceis, com generosidade e ternura. Isso nos ajuda a cuidar de nós enquanto vivenciamos as dificuldades.

Explore como se sente ao honrar sua experiência, seja ela qual for. Se for difícil, valide-a e a honre dizendo a si mesmo: "Isso é difícil, é compreensível que eu me sinta assim."

Ofereça-se a generosidade e o cuidado que daria a um amigo que vivenciasse a mesma situação. Talvez você queira usar o toque. Ponha a mão no coração, na barriga ou no braço, ou segure uma das mãos com a outra, e registre o calor e o cuidado nesse toque.

Pode ser proveitoso dirigir a si mesmo algumas palavras ou frases de apoio. *Que eu cuide de mim com generosidade e gentileza. Estou fazendo o melhor que posso neste momento.* Escolha as palavras e frases que lhe derem mais apoio.

Experimente se oferecer cuidado e compaixão. Observe como é honrar e cuidar de si mesmo com essa experiência. Saiba que todos temos as qualidades inatas de cuidado e compaixão e podemos aproveitá-las a qualquer momento. Mantenha-se nessa prática o tempo que quiser.

Quando se sentir pronto para fazer a transição e sair da prática, lembre que pode levar consigo esse cuidado e essa compaixão pelo resto do dia e pode invocá-los a qualquer momento. Eles estão sempre com você. Obrigado por cuidar bem de si mesmo hoje com essa prática. Que você continue a se cuidar com generosidade e compaixão.

Você pode fazer a prática da generosidade sentado em uma cadeira, em uma almofada de meditação, ao se deitar para dormir. Pode fazer até andando pela rua e oferecer as frases a si mesmo e a quem passar. Elas não reverberam com todo mundo. Tudo bem. Essas frases específicas são apenas sugestões. Procure as que funcionam com você.

Talvez você descubra que é difícil começar a praticar a generosidade. Comigo foi assim. Ouvi falar da generosidade amorosa quando comecei a aprender atenção plena e achei que era algo da década de 1970. Só quando tentei praticar em vez de julgar – sim, observe a ironia aqui – percebi como era proveitoso. Quando estava na residência, praticava a generosidade de bicicleta quando ia trabalhar no hospital. Oferecia uma frase curta a todos que buzinavam para mim e, depois, uma para mim também: *Que você seja feliz, que eu seja feliz*. Isso ajudava a dar o tom do dia: eu conseguia ficar mais presente e levar generosidade às interações com colegas de trabalho e pacientes, um grande contraste com antes, quando ficava mal-humorado porque alguém tinha buzinado.

Você pode julgar a prática, julgar a si mesmo, temer não conseguir fazer ou não conseguir fazer direito ou sentir que está mal demais para isso. Nesse caso, vou parafrasear o sábio conselho da canção "Anthem", de Leonard Cohen: esqueça a perfeição. É pelas imperfeições que a luz do mundo entra em você. Acrescento que também é assim que você, de forma única e autêntica, consegue lançar sua luz no mundo.

A GENEROSIDADE EM AÇÃO

Sugeri a Tasha, minha paciente viciada em pizza, que tentasse praticar um pouco de generosidade consigo mesma, principalmente nos momentos em que sentia vergonha. Depois de alguns meses, a prática se tornou para ela a espinha dorsal de uma visão diferente da vida. Ela parou quase completamente de comer em excesso e descreveu que conseguia comer uma única fatia de pizza e apreciá-la. A pizza não era o inimigo, e ela agora via isso com clareza. Em vez de ser sua própria inimiga, começou a ser sua amiga. Passou até a namorar em vez de excluir a possibilidade de ter um relacionamento, porque se sentiu merecedora.

Se você deseja fazer um treinamento mais profundo em generosidade e autocompaixão, há muitas opções para "aprender" ou praticar. Por exemplo, Kristin Neff criou um curso completo de autocompaixão. As abordagens mais tradicionais assumem a forma de oração e de outras práticas em todas as principais religiões. Se você vem de uma delas, sugiro verificar com o sacerdote ou o líder da sua comunidade. Não importa a forma da prática. O importante é prestar atenção no valor de recompensa, muito mais alto quando você se oferece autoamor em vez de autocondenação. É assim que você vai se libertar.

SEJA GENEROSO CONSIGO

Ao longo do dia, verifique suas ações, tanto mentais quanto físicas. Quando reconhecer o hábito da falta de generosidade, pergunte-se: "O que estou ganhando com isso?" Se você passa o dia, como diz Jacqui, vendo o mundo pelos óculos de "juiz e jurado", como seu olhar e seu ponto de vista mudam ao colocar os óculos de "cuidado e generosidade"? Consegue praticar pelo menos um ato de generosidade aleatória com alguém? Que tal com você mesmo? Quando adquirir o hábito, não se limite a um por dia, principalmente enquanto reflete sobre como seu dia fica muito melhor quando alimenta esse hábito.

Antes de dormir, reserve alguns minutos para a prática da página 192 até pegar o jeito.

Durante o dia, veja com que frequência a voz da generosidade começa a aparecer em sua cabeça. Dê nome a ela. Registre-a. Observe como é proveitosa para seu bem-estar. Talvez você a promova ao comitê e lhe dê um microfone para ouvi-la com facilidade.

CAPÍTULO 23

A questão dos traumas

Existe uma tensão interessante entre a ciência e as pessoas. Durante meio século, o modelo de Rescorla-Wagner previu e explicou o comportamento de camundongos. Podemos encontrar raízes desse modelo teórico de aprendizado por reforço na antiga psicologia budista, séculos antes da invenção do papel. É possível mostrar em estudos clínicos que sua aplicação causa um impacto concreto sobre comportamentos que vão de fumar a comer demais.

Mas, quando se observa o modelo de Rescorla-Wagner, segundo o qual são os erros de previsão positivos e negativos que mudam o comportamento e a consciência é necessária para isso, há uma ausência evidente do histórico da pessoa. Digo evidente porque noto isso no consultório. Quando pergunto aos pacientes quem são e o que os trouxe ali, sei que a história de cada um é fundamental para poder ajudá-los.

Isso é ainda mais verdadeiro com indivíduos que têm histórico de trauma. O trauma é tratado de muitas formas e, por ser muito pessoal, até o modo de falar sobre ele pode provocar reações.

Se estiver se sentindo angustiado enquanto lê, pare e firme sua base com uma das práticas que está aprendendo com este livro, como o ato de registrar e a generosidade amorosa. Ou pule para "Experimente a respiração dos cinco dedos", no fim deste capítulo, a fim de aprender essa prática. Uma alternativa é adotar alguma prática de *grounding* aprendida com um terapeuta ou falar com alguém de sua rede de apoio. Só continue quando estiver pronto.

Um modo pragmático que me ajudou a unir a ciência e meus pacientes é identificar que os padrões alimentares podem ter surgido como mecanismos de proteção. O aprendizado por reforço aparece como proteção contra o perigo. Se acontecer algo ruim, aprenderemos a evitá-lo no futuro. Quando se trata de trauma, o cérebro é um mágico de um truque só. Independentemente de onde estivermos no espectro do trauma – trauma com T maiúsculo ou microtrauma –, o cérebro aplica os mesmos mecanismos para evitá-lo: descubra o que o ajuda e repita o comportamento se der certo.

Como já mencionei em uma nota de rodapé, uma paciente engordou de propósito para se proteger de assédios sexuais. Outras, como Tasha, por exemplo, aprenderam a comer para aliviar as lembranças e angústias. Ouvir meus pacientes falarem de seu histórico de trauma me parte o coração. Muitos se sentem culpados, acham que poderiam ter evitado o que aconteceu e caem em uma espiral de vergonha na qual, provocados pela culpa, sentem vergonha de si mesmos. É comum acharem que há algo errado com eles. Eu lhes recordo que não foi nem é culpa deles. Faço isso com a maior frequência possível, para apoiá-los a sair desses ciclos de hábitos. Muitos pensam há tanto tempo "a culpa é minha" que nem questionam se é verdade. Esse histórico de vergonha pode ficar mais entranhado no caso de traumas na infância. As crianças têm muito menos controle das circunstâncias, e muitas vezes a interpretação de *foi culpa minha* é a única estratégia de enfrentamento encontrada pela mente. Quanto mais tempo a carregam, mais ela se instala.

Se você passou por traumas, conte com minha solidariedade. A culpa não é sua. Você pode mudar essa antiga história de "foi culpa minha" e trabalhar com a vergonha que a acompanha.

❦

Pensando no ser humano como um todo, o modelo de Rescorla-Wagner está errado? Falta algo? É preciso uma variável para a infância ou para a história de cada um? Sim e não.

Começarei pelo não. Antes defendi que levar em conta a infância não era necessário para o modelo dar certo. Analisarei agora uma versão mais atenuada dessa afirmativa.

O passado estabeleceu nossos hábitos no presente. A forma como nos comportamos hoje estabelece nossos hábitos futuros. Se prestarmos atenção no resultado de cada comportamento, chegaremos a uma destas três opções: (1) se for mais compensador do que o esperado, teremos um erro de previsão positivo e mais probabilidade de repetir o comportamento; (2) se for menos compensador do que o esperado, teremos um erro de previsão negativo e menos probabilidade de repeti-lo; (3) se for como o esperado, não teremos nenhuma discrepância e continuaremos repetindo o comportamento mais ou menos da mesma maneira; o hábito ainda existe e não aumentou nem diminuiu. Mas tudo isso depende de prestar atenção no comportamento. Se nos concentrarmos apenas nele e no resultado, o modelo funciona. Não falta nada.

Agora, o sim. Falta algo. O que nos torna humanos é nossa história. Recordamos o passado e nos preocupamos com o futuro. Um estudo clássico revela que nossa mente diverga para o passado e para o futuro cerca de 50% do tempo da vida em vigília. Quando passamos por um trauma, o cérebro aprende a evitar o passado e/ou prevenir que se repita. Comer para se sentir bem ou aliviar as emoções negativas nos ajuda a evitar as lembranças que provocam sentimentos no presente. O cérebro aprende a associar o ato de comer à proteção contra a ocorrência futura de algo que nos aconteceu. Esse processo pode ser inconsciente; não é culpa nossa. O cérebro está fazendo o que pode para nos proteger.

Como juntar o sim (a fórmula está correta) e o não (a fórmula precisa levar em conta a história pessoal)?

O único lugar onde o passado e o futuro se encontram é o presente. Só aqui e agora podemos trabalhar com o passado para mudar o futuro. Com "trabalhar" quero dizer que podemos ver como foi o passado e aprender a não o arrastar, sem querer e por hábito, para o presente, o que nos prepara para carregá-lo para o futuro. (Novamente, não é culpa nossa. O cérebro está tentando ajudar.) Por exemplo, quando meus pacientes enfrentam ansiedade e pânico ou comem em excesso, ou tudo isso junto, em geral o cérebro adotou o hábito de alertar para um perigo inexistente. Aquele perigo não está mais presente, mas o alarme ainda dispara e deixa a pessoa em alerta ou a leva a comer. Uma analogia é o detector de fumaça na cozinha. Se for configurado incorretamente – por exemplo, não dispara só com fumaça, mas com vapor –, teremos muitos alarmes falsos. Ele vai nos mandar sair correndo até quando estivermos fervendo água. Na cozinha, podemos aprender a ignorar o som. É mais difícil fazer isso quando o alarme toca dentro da cabeça.

Quando esses alarmes nos mandam fugir ou comer, ou fugir *e* comer, fica muito difícil ignorá-los. Aqui, é útil trazer o passado à luz do presente. Sejam meus pacientes ou as pessoas que usam nossos programas, começo levando-os a aprender algumas práticas básicas de *grounding* – como registrar, RAIN, generosidade amorosa, foco em ouvir os sons em volta e ver o que está à frente ou a respiração dos cinco dedos (mais detalhes a seguir).

Quando estamos em pânico ou em plena compulsão, o cérebro vira um trator no piloto automático. Não podemos pará-lo, mas sim aprender a desligar o motor. Em outras palavras, se o córtex pré-frontal estiver desligado, a primeira providência é religá-lo. As práticas de *grounding* nos ajudam a manter a âncora no presente, portanto, a desacelerar e, finalmente, a interromper o trator. Elas colaboram para cuidarmos de nós mesmos e reconhecermos as emoções fortes com curiosidade e generosidade.

Quando nosso córtex pré-frontal é religado, podemos recorrer a ele. Peço que as pessoas façam a si mesmas esta pergunta simples: "Estou em perigo agora?" E solicito que observem o ambiente – mergulhando mais no presente – para ver se de fato correm perigo. É real? Ou é hábito?

Quando ancoramos os sentidos e a consciência no presente, podemos fazer duas ações importantíssimas. Primeiro, separar o passado do presente. Se nossa reação ao sinal de perigo é comer, podemos aprender a separar o comer como comportamento habitual e nos concentrar no resultado dessa atitude no presente. Isso nos ajuda a nos concentrar e usar o poder da previsão negativa para mudar o comportamento. O que nos prepara para a segunda ação. Assim como reajustamos o detector de fumaça para reduzir os alarmes falsos, podemos aprender a reconhecer e recalibrar esses sinais de perigo.

Existem muitas pesquisas sobre várias técnicas e terapias úteis nessa calibragem, como o treinamento em atenção plena e a terapia de dessensibilização e reprocessamento por meio dos movimentos oculares (EMDR na sigla em inglês). Parece que essas técnicas têm pelo menos um elemento em comum: elas ajudam a vivenciar as emoções no presente e a separá-las dos pensamentos e lembranças. As lembranças podem se dissociar das reações emocionais provocadas por hábito. É possível aprender a ver a lembrança como algo do passado, sem reagir com um comportamento físico ou mental habitual. Com isso, as duas se descolam e a pessoa sai do ciclo de hábito.

Conforme aprendemos a calibrar os sinais de perigo e os alarmes vão ficando menos barulhentos, começamos a reconhecer com clareza que os antigos padrões mentais podem nos prejudicar hoje. O que serviu de mecanismo de proteção temporário no passado passou a semipermanente, como hábito. Ironicamente, agora pode nos prejudicar e continuar prejudicando no futuro. É como uma roupa de que gostamos muito mas não cabe mais. Continuamos usando por hábito, ignorando que deixou de ser confortável, porque esse desconforto é conhecido.

Quanto mais aprendermos que é possível conviver com emoções fortes sem comer ou, de forma reativa, cair em vários ciclos de hábitos protetores que já deixaram de ser proveitosos, mais conseguiremos nos curar do passado. Podemos honrar nossa infância ou nosso eu anterior reconhecendo que fizemos o possível em circunstâncias terríveis e mudar os hábitos. Quando vê que a roupa não cabe mais e se tornou desconfortável, o cérebro começa a procurar outra.

Em um de nossos grupos semanais pelo Zoom, alguém perguntou se poderíamos conversar sobre o trabalho com o trauma de infância. Essas discussões funcionam assim: conversamos individualmente com quem fez a pergunta e, após obter sua permissão, mergulhamos no assunto com o grupo de duzentas ou mais pessoas.

Eu pedi que o participante descrevesse o ciclo de hábitos que desenvolveu. Ele contou que desde a infância se protegia se preocupando. Era seu modo de se manter em segurança. Conversamos que, na época, talvez essa fosse a única maneira de se sentir no controle. Em nosso programa Unwinding Anxiety (Desconstruindo a ansiedade), ele também aprendeu que se preocupar não o ajudava mais; a roupa estava desconfortável. Perguntei se aprendera novas maneiras de cuidar de si e a resposta foi afirmativa.

A pergunta seguinte foi se conseguiria honrar seu eu da infância e reconhecer tudo o que fez para protegê-lo a fim de que pudesse deixar o passado e avançar no presente. Ele disse que sim e acrescentou que honrar sua criança foi importantíssimo. Podia experimentar novas roupas de batalha, que cabiam nele hoje e, possivelmente, o ajudariam a avançar.

O processo não é fácil nem universal. A ideia é mostrar que, quando combinamos isso com o aprendizado de como sair dos ciclos de hábitos atuais e de outros hábitos que não servem mais, podemos aprender a deixar o passado no passado e caminhar rumo a um futuro mais nítido.

EXPERIMENTE A RESPIRAÇÃO DOS CINCO DEDOS

A área pensante e planejadora do cérebro se chama córtex pré-frontal dorsolateral. Fica mais para a frente e para as laterais do cérebro. Ela é importante para a memória de trabalho, ou seja, se preocupa com o processamento perceptivo e linguístico consciente e imediato. Guarda informações para você usar agora, como se lembrar de uma lista de compras.

Já percebeu que é mais difícil se lembrar dessas informações quando se está estressado ou ansioso? Seu cérebro é como um computador. Só pode guardar uma quantidade específica de dados na memória RAM. A preocupação ocupa muito espaço, e assim é mais difícil recordar o que alguém disse há alguns minutos em uma videoconferência. Como liberar esse espaço?

As práticas de atenção plena ajudam a trazer de volta o cérebro pensante, mas às vezes pode ser bem difícil. Você leva a consciência à respiração ou aos pés por alguns momentos, só que, como sua memória de trabalho se encheu de pensamentos preocupados, esse passo parece forçado ou inadequado para ajudar a mente e o corpo a se acalmarem. Existe um pequeno truque que pode restaurar aquela memória RAM do cérebro. Adoro, porque é possível usar a desculpa para ensiná-la aos filhos e treinar com eles, já que funciona em qualquer idade. Trata-se da respiração dos cinco dedos.

Coloque o indicador de uma das mãos no lado externo do dedo mínimo da outra mão. Enquanto inspira, suba até a ponta do dedo e, ao expirar, desça pelo lado interno. Na próxima inspiração, suba pelo lado externo do anular e, ao expirar, desça pelo lado interno. Depois, o dedo médio, até completar todos os dedos. Depois, inverta, e vá do polegar de volta ao dedo mínimo.

A respiração dos cinco dedos é ótima porque usa dois sentidos – visão e tato – ao mesmo tempo e exige consciência das mãos e da respiração, o que ocupa boa parte da memória RAM do cérebro, talvez o suficiente para expulsar as preocupações. Se você só prestar atenção na respiração, talvez elas ainda sejam muito barulhentas e ocupem espaço na memória. Se usar toda a RAM com a consciência multissensorial e multilocal, poderá esquecer por um instante que estava se preocupando. Como você também se acalmará, esses pensamentos não terão o mesmo poder. Sem esse estímulo, eles vão dispor de menos energia, e será mais fácil deixá-los partir ou vê-los apenas como pensamentos, em vez de algo urgente a resolver.

CAPÍTULO 24

Dia 20: Confiança em si mesmo com a experiência

Você está se perguntando como este livro vai acabar? Talvez já tenha folheado para ver quantas páginas faltam ou dado uma olhada no próximo capítulo para ver os segredos reservados para o final.

Com o passar dos anos, uma das perguntas mais comuns de participantes do programa é uma variação de: Isso vai dar certo? Trará mudanças duradouras? É isso que amo no cérebro. Quando se trata de mudar hábitos, seja abandonar os antigos, seja desenvolver novos, só existe um caminho: mudar o valor da recompensa.

Podemos ser enganados por algum tempo, mas, assim que vemos com clareza que o resultado de um comportamento não serve, não é possível ignorá-lo.

Pedi que Tracy refletisse sobre sua experiência para entender como sua relação com a comida mudou desde que começou a trazer a consciência à tona. Ela me mandou um e-mail que começava dizendo que levou algum tempo, mas que "o resultado do comer atento parece irreversível". Tracy tinha dificuldade de pensar que suas questões não seriam resolvidas com a comida, principalmente quando a urgência de obter conforto rápido ia contra essa ideia muito racional e correta. Ela explicou assim:

> Agora meu corpo sabe disso, além do pensamento. Quando me sinto ansiosa, zangada, triste, entediada ou com algum outro desconforto, sei dentro de mim que comer mais do que meu corpo precisa não resolve

nada. Às vezes, ainda me irrito com isso. Não há prática perfeita: pego algo para engolir depressa, mas agora geralmente paro. "Argh... Sei que não vai dar certo... preciso levantar a bandeira branca para as emoções desconfortáveis. Argh!" A dor de um dia qualquer não será curada com aquele petisco açucarado ou gorduroso, nem com um drinque, um cigarro, uma compra (ou qualquer uma das outras saídas a que já recorri). Melhor ainda, não tenho que lidar com tanta irritação por excesso de carboidratos, dor de cabeça por açúcar, ressaca de bebida ou culpa por dívida. Neste momento, depois de tantos anos registrando meus hábitos alimentares – e, mais importante, me deixando mergulhar neles e observar o que acontece de modo generoso –, sei que comer só serve para satisfazer a fome física verdadeira e que não alivia nenhuma fome emocional. O que ajuda é chorar até a tristeza passar, andar até a raiva passar, fazer uma pausa até a ansiedade passar... E sempre passa. Não preciso mais tentar me convencer disso. Eu sei, de verdade.

Como mostra a história de Tracy, quando coletamos dados suficientes, não conseguimos voltar atrás. Assim que vemos, por experiência própria, que a fada não existe, a história muda. Podemos ver que ela é apenas ficção.

Confie que seu cérebro ajuda a aprender. O córtex orbitofrontal nunca vai falhar, desde que você tenha uma consciência curiosa. Pode levar algum tempo até começar a confiar no cérebro, principalmente se você já percorreu muitos caminhos e só encontrou becos sem saída.

CONFIE EM SI MESMO

Você foi apresentado a muitos conceitos neste livro. Espero que agora tenha uma noção muito melhor de como a mente funciona. Só que não basta ler um livro para mudar os hábitos alimentares magicamente. Se seu cérebro pensante fosse mais forte do que seu corpo sensível, você estaria em outra situação. O único conceito necessário seria "pare com isso".

É seu corpo sensível que promove o comportamento. Felizmente ele é sábio a ponto de despertar o comportamento saudável, desde que você preste atenção e lhe dê ouvidos.

Portanto, não importa se você leu este livro compulsivamente, como se fosse um doce editorial, com a ânsia de obter as informações certas, ou se o consumiu com atenção, com marca-texto na mão, fazendo anotações. O próximo passo fundamental é mergulhar na experiência para os conceitos se firmarem. Só ela transforma conceitos em sabedoria.

Existem dois tipos de confiança. O primeiro é aquele salto de fé quando tentamos algo novo. Em geral, fazemos isso após ver outra pessoa ir na frente. Se estamos prestes a pular em um lago ou piscina natural, mas não sabemos se a água está muito gelada, talvez esperemos nossos amigos mergulharem primeiro. Quando eles voltam à superfície com um sorriso no rosto, confiamos neles e mergulhamos também.

Meus pacientes devem dar esse salto de fé quando os incentivo a avançar e fumar ou comer os alimentos que se proibiram. Quando seguem a recomendação e prestam muita atenção no resultado, têm aquele primeiro vislumbre do segundo tipo de fé, o mais importante, que chamo de confiança baseada em evidências. Na medicina baseada em evidências, usamos a experiência (estudos) para determinar o tratamento. Mas aqui quero ir além do "Confie em mim, sou médico". Desejo que meus pacientes comecem a confiar em si mesmos.

Se seguiu o plano de ler um capítulo por dia, você praticou os exercícios e reuniu dados importantes. As práticas aprendidas o ajudam a desenvolver sua própria base de evidências. Até que ponto você preencheu o banco de dados do desencanto? Quantos indícios coletou para ajudar seu cérebro a se desencantar com a comida não saudável, comer sem fome ou cair no precipício do excesso? Quantos indícios tem para criar o banco de dados do encantamento, seja comer um alimento que mantém seu bom humor e lhe dá energia para o dia todo, seja parar quando chega ao platô do prazer com a sobremesa?

Observe que *não* estou pedindo que tenha fé ou confiança nos conceitos deste livro porque sou um médico neurocientista. Não estou pedindo que tenha fé neste programa porque fiz a pesquisa para mostrar que dá certo com outras pessoas. Não estou nem pedindo que tenha confiança neste programa, embora tenha convidado você a experimentá-lo.

Agora você tem as ferramentas. Pode dar aquele salto – e observar por conta própria se consegue nadar. Você vai conseguir.

Um participante do programa Eat Right Now fez a seguinte reflexão:

Precisamos ter fé de que conseguiremos manter essas práticas, e essa fé pode ser reforçada pelas provas pessoais que coletamos [...] Vi esse programa funcionar e vi o benefício das práticas quando faço tudo direitinho. Também vi como é fácil voltar aos antigos hábitos quando deixo as práticas de lado. A diligência é necessária para incorporar os hábitos novos. Parte disso exige fé de que conseguirei transformar essas práticas em novos hábitos, para não desistir e voltar aos antigos.

Veja quantas provas consegue criar para si mesmo todos os dias. A sabedoria vem da experiência. Você já tem muita sabedoria: a experiência da própria vida. Pode aumentar isso diariamente e se apoiar na curiosidade e na generosidade enquanto reúne cada vez mais dados no cotidiano.

FAÇA O BALANÇO

Reserve alguns minutos para fazer o balanço de até onde chegou. Quantas provas conseguiu, pela sua experiência, de que consegue? Quantas vezes comeu algo com atenção? Explorou o platô do prazer? Fez o teste da fome? Usou a ferramenta do desejo (partes 1 e 2)? Quantas retrospectivas fez e quanto elas deixaram as lembranças mais vivas? Se não coletou muitos dados, volte e avance mais devagar pelos capítulos de ação. Passe alguns dias reunindo dados com o exercício de cada capítulo antes de ir para o seguinte. Veja quantos dados consegue nas próximas semanas. Não pare. Continue coletando!

CAPÍTULO 25

Dia 21: A maior e melhor de todas as opções

SATISFAZER NECESSIDADES EM VEZ DE ALIMENTAR VONTADES

Uma pessoa que começou o programa há pouco tempo me perguntou: "O que devo fazer quando estou muito cansado mas preciso trabalhar? O chocolate sempre me dá a dose extra de energia de que preciso para ser produtivo. Quero me livrar desse hábito, mas não sei como lidar com o cansaço e a sensação de esgotamento."

A pergunta mostra como costumamos tentar abrir caminhos na vida. Quando estamos cansados, comemos chocolate ou tomamos mais cafeína. Se falta tempo, entramos no modo multitarefas. É claro que queremos ficar menos cansados. Desejamos ser mais produtivos. Afinal, quem não prefere ser feliz em vez de estressado, se possível o tempo todo?

Ficamos presos nessas "soluções" de curto prazo, em que obtemos um pequeno estímulo, como o do chocolate ou da cafeína, mas não prestamos atenção no resultado: precisamos de cada vez mais chocolate e cafeína e em algum momento despencamos. Por quê? Estamos alimentando e nos concentrando nas vontades de curto prazo em vez de satisfazer as necessidades que nos ajudam a sobreviver e prosperar. Pense na hierarquia de necessidades de Maslow.

Abraham Maslow foi um psicólogo americano muito interessado nas necessidades instintivas e em descobrir quais devem ser satisfeitas para haver saúde física e psicológica. Ele escreveu bastante sobre a chamada hierarquia de necessidades. É um modelo multicamadas, como um bolo em formato de pirâmide, que começa de baixo com necessidades fisiológicas básicas, como alimento, água, aquecimento e repouso. A camada seguinte é a necessidade de segurança. As duas seguintes são pertencer ao grupo e afeto, como amizades e relacionamentos íntimos. Acima dessas camadas vem a necessidade de estima, como o sentimento de realização. Tanto a necessidade de pertencer ao grupo como a de estima correspondem à saúde psicológica. Começamos satisfazendo as necessidades básicas e depois acrescentamos as psicológicas. Mas às vezes há um curto-circuito no processo e aprendemos a ignorar o corpo e a mente.

Em geral, as vontades são criadas pelas necessidades. Precisamos de calorias, então queremos comida. Precisamos da sensação de pertencer ao grupo, então queremos amigos e relacionamentos íntimos. Mas, como já vimos, podemos nos prender em ciclos de vontade que não se baseiam em necessidades reais. O desejo de comer chocolate pode vir de uma necessidade, a fome, ou de ter aprendido a comer chocolate em situações de tédio ou solidão. Com o tempo, escutamos cada vez mais as vontades, porque essa voz é muito alta. Quando alimentamos as vontades, elas se calam (só) por algum tempo. A cada alimentação reforçamos esse ciclo. Passamos o tempo todo alimentando as vontades, a ponto de ignorar ou até não saber bem quais são as necessidades.

É incrível que, a princípio, pareça estranho nos cuidarmos satisfazendo nossas necessidades. Não temos mais como padrão nos concentrar em cuidar das necessidades. Mas aprendemos bem depressa que cuidar delas funciona melhor do que encontrar um truque cerebral. Se você tem o hábito de procurar esse talismã mágico, pergunte-se "De que preciso neste momento?". É claro que comer o alimento errado é um ótimo exemplo de satisfazer as vontades – truque energético ou o que for – em vez de atender às necessidades. Nossa criança interior grita tão alto que não conseguimos ouvir os pensamentos. Impulsivamente, damos a ela o que quer e, sem querer, alimentamos o ciclo de curto prazo da satisfação pelo reforço negativo.

Você já explorou como se sente, a curto e longo prazos, quando satisfaz sua necessidade em vez de coçar o desejo da vontade? Depois de investigar qual oferece uma maior e melhor opção – e duradoura–, Jacqui explicou:

Uma mudança imensa [para mim] foi aprender a cuidar de minhas outras necessidades, como sono, lazer e autogenerosidade. Ainda tenho as dificuldades de todo ser humano: estresse, prazos, luto, tristeza, excesso de trabalho, etc. Mas, por não comer meus sentimentos, consigo entender minhas necessidades e cuidar delas para evitar consequências negativas. Em vez de perder tempo e energia na prisão da comida/hábitos alimentares, tenho tempo e energia para voltar a hobbies de que gosto, como fazer bonecas, criar arte e estar na natureza. São muito mais compensadores e agradáveis do que devorar um bolo. Também desenvolvi uma estratégia muito mais ampla para satisfazer minhas necessidades reais com a pergunta: "De que preciso realmente neste momento?"

Lembra do segredo do sucesso na mudança de hábitos inúteis, aquela definição que veio de nossos grupos focais – uma "liberdade de escolha não forçada que vem da consciência corporificada"? Jacqui descobriu a maior e melhor de todas as opções: nos sentimos bem quando fazemos escolhas que nos ajudam não só a sobreviver como a prosperar. Manter a curiosidade – perguntar "De que preciso?" em vez de "O que quero?" – nos ajuda a avançar naturalmente na direção de satisfazer as necessidades, porque é gostoso. É compensador de um jeito contente. Como bônus, além de nos amar por obter sono suficiente e alimentos nutritivos que vão manter a energia em nível ótimo, o cérebro de sobrevivência nos ama pela sensação – adivinhe – de controle que isso gera.

Quando Ariel Beccia estudou os participantes do Eat Right Now, aquela sensação de controle foi uma das grandes descobertas. Fazia todo o sentido. O cérebro detesta ficar à mercê de forças externas (qualquer uma pode ser uma ameaça à sobrevivência). Quando sentimos que estamos no comando e fazemos escolhas conscientes por alinhar o cérebro planejador com o de sobrevivência, temos harmonia.

Rob descreveu sua experiência com a adoção de ciclos de hábitos proveitosos por se tornar mais consciente:

Eu estava em um ritmo muito constante de prestar atenção na experiência de meus ciclos de hábitos no presente, além de trazer à memória as vezes em que me dediquei à compulsão alimentar, a comer junk food, e ficar com os sentimentos muito reais do que isso causava no corpo e na mente.

Quando me permiti ver e sentir a verdade sobre aqueles ciclos de hábitos de um modo generoso e não condenatório e me dei conta de que me prejudicava, e até que meu hábito de comer por compulsão afetava indiretamente pessoas que eu amava, isso bastou para eu não querer mais aquilo.

Ele acrescentou:

O aprendizado estava lá, e eu não queria mais me anestesiar, porque me sentir vivo era muito melhor. Não era uma questão de ansiedade e é claro que não era uma questão de sorvete. Não era medo de morrer; eu já sabia muito bem como é estar morto. Era ter pavor de viver, e minha velha e sábia amiga consciência me ajudou a ver que eu conseguia.

Quanto mais você praticar as técnicas deste livro em vez de se julgar ou se castigar pelo passado ou pelo que prevê que pode acontecer, mais criará o hábito de estar presente e se permitir ser humano. É como se substituísse todo o comitê indomável por apenas dois participantes: curiosidade e generosidade. A consciência curiosa mostra que a vida é uma jornada e estimula você a ser curioso a cada passo. A generosidade repete: "Você é humano. Seja gentil consigo mesmo pelo caminho." Essas grandes amigas podem se tornar suas melhores amigas – a maior e melhor de todas as opções.

MANTENHA-SE CURIOSO E AVANÇANDO

Quando falamos de atenção plena, muitas vezes usamos termos quase místicos. É como se disséssemos: "A atenção plena é mágica! Ela vai curar o que incomoda!" Tenho certeza de que você já sabe disto em algum nível, mas vou dizer mesmo assim: não vai. A atenção plena não é um elixir mágico. Não fará todos os seus momentos serem maravilhosos (embora talvez ajude a não julgar todos horríveis). Mas ajudará a aprender. A melhor maneira de aprender é ter a mente aberta. Aprender com a própria experiência cria sabedoria.

Nos círculos zen, é comum ouvir pessoas falarem da mente "do principiante". É a *atitude* que se pode levar ao momento presente. Podemos ver o mundo pela lente de nossos preconceitos e julgamentos – aprendidos pelos mesmos mecanismos de aprendizado por reforço dos outros hábitos – ou tirar esses óculos e ver o mundo como novo.

Vipassanā, termo budista que vem da antiga língua páli que significa literalmente "visão especial", hoje é mais traduzido como "ver com clareza". É como uma trilha no bosque, sinalizada com placas que indicam a direção certa. Podemos ver de que precisamos para avançar, mesmo que o caminho seja longo ou cheio de obstáculos. Isso remove a incerteza, para que a dúvida não surja na mente. Quando sei que a viagem terá mil quilômetros, posso me preparar – e até gostar. Isso é muito diferente de ser puxado pelos impulsos que dizem "Vá por aqui!" e logo mudam de ideia e dizem "Nada disso, vá por lá!". Quando não sabemos como a mente funciona, pegamos ruelas e becos sem saída e somamos quilômetros desnecessários à viagem.

Não é mágica. Quando cultivamos a visão clara, deixamos de lado os preconceitos aprendidos e ficamos mais curiosos sobre o mundo como ele é, não como o percebemos. Já ouvi descreverem o resultado da cirurgia de catarata como ver o mundo de repente em cores vivas, quando antes parecia em tons de sépia. É o que pode acontecer quando promovemos a consciência curiosa. O mundo parece novo.

A atitude curiosa nos ajuda a remover os óculos de expectativa que usamos durante anos e nos impede de abordar as experiências com a ideia de que "Ah, já sei o que vai acontecer; vi isso um milhão de vezes". A curiosidade muda a atitude para "Ahhh! Já vi isso; será que acontecerá do mesmo jeito?". Esse toque de assombro nos ajuda a abrir a mente e a nos voltar para a experiência, em vez de dar as costas ou não prestar atenção porque supomos que sabemos como tudo vai acontecer. Quando supomos ou prejulgamos, é mais provável receber esses momentos com as reações habituais que nos mantêm em um ciclo de feedback inútil.

Podemos recorrer à curiosidade quando temos desejos fortes. Como eles são desagradáveis, o cérebro pode facilmente entrar em modo de sobrevivência: o desconforto nos leva a qualquer decisão para que vá embora – o "ah, não!" que vem com o desejo e nos força a agir. Satisfazemos o desejo – coçar a coceira – para que passe, o que mantém o hábito, ou lutamos contra ele com todas as forças. A curiosidade ajuda a transformar aquele "Ah, não!" em "Ué!". Nesses momentos, podemos explorar como o corpo sente o desejo. Aqui, podemos usar a prática de registrar para fazer boas anotações e aproveitar o efeito do observador para não nos envolvermos no desejo ou usar o RAIN para superá-lo.

Costumo pedir a meus pacientes que investiguem a curiosidade em si como uma maior e melhor opção. Faço uma pergunta simples: "O que é melhor, o desejo ou a curiosidade?" É claro que a curiosidade é mais gostosa, e, ao lembrar que essa é uma MMO, na próxima vez que tiverem um desejo podem chamar a cavalaria da curiosidade e usar o RAIN no desejo até ele diminuir. Quanto mais se abrem à experiência, menos resistem ao que está acontecendo. Lembre-se: aquilo a que resistimos persiste. Com o risco de soar bobo demais, acrescentarei uma segunda parte que aprendi recentemente: aquilo que sentimos cura. Por mais piegas que pareça, isso indica um de meus ditados favoritos: o obstáculo é o caminho.

Muitas vezes, pensamos nos desejos como obstáculos que é preciso suportar ou combater. Mas, quando olhamos nossas experiências com curiosidade, podemos ver os desejos como professores. A curiosidade ajuda a nos desarmar. Em vez de nos prepararmos para a luta, podemos fazer uma reverência ao desejo e perguntar: "O que consigo aprender com isso?" Assim, o obstáculo se torna o caminho. Nós nos aproximamos. Aprendemos. Crescemos. Ficamos gratos pela lição.

Lembre-se daquela noção radical apresentada no Capítulo 15 sobre retrospectivas: não há como andar para trás quando se aprende com a experiência. Com a curiosidade como superpoder, *todo* obstáculo se torna o caminho. A vida vira uma jornada de aprendizado constante; cada passo é um passo à frente. O processo de aprender é uma MMO quando comparado a ficar atolado na lama dos antigos hábitos.

CULTIVE A CURIOSIDADE COM OLHOS E OUVIDOS

Como ajudar o cérebro focado em previsões a não entrar no piloto automático?

Uma de minhas maneiras favoritas de ajudar os outros a se manterem curiosos (me refiro à curiosidade por interesse) é verificar seus olhos e ouvidos. Quando se aproximam de uma situação, peço que escutem como falam com eles mesmos. Se estiverem prestes a comer, qual é o tom de voz interior? É o membro do comitê Juiz Julga-tudo dizendo "Opa, sei como isso vai acabar". Esse é um sinal de que os outros membros do comitê estão mais interessados em prever o futuro do que em explorar o presente.

A mudança que tentamos fazer aqui – a maior e melhor opção buscada – é estar no presente. Discernir a voz da curiosidade na cacofonia dos outros membros do comitê. Em vez de "Ah, não", há ou pode haver um sonzinho de movimento ascendente na voz? "Ué?" Esse *Ué?* abre uma janela, uma disposição a explorar que não exige força de vontade. Escutar a nós mesmos nos ajuda a identificar os antigos hábitos do *Ah, não!* para que possamos ver o que obtemos no piloto automático, fazendo suposições que nos mantêm no território das ideias fixas.

E os olhos? Pense em uma situação em que comer não deu muito certo. Experimente aquela voz "Ah, não!". Sua testa se franze um pouco? Seus olhos ficam menores, talvez até acusadores, quando você julga como foi? Agora, veja se consegue transformar *Ah, não!* em *Ué!*. O que seus olhos fazem? Seguem esse tom de voz e se abrem um pouco? Tente de novo. *Ah, não!* e *Ué!*.

Experimente pegar o jeito de conferir os ouvidos. Escute só por curiosidade: *Uéé!* Deixe que seja um sinal para abrir os olhos e olhar em volta. Você pode arregalar os olhos para ajudar o processo a começar. Com essa perspectiva mais aberta, tente enxergar o que está diante de seus olhos, seja um alimento que comeu a vida inteira ou uma quantidade de comida que parece impossível que traga saciedade. Não pare na comida. Com olhos e ouvidos bem abertos, podemos absorver o mundo e apreciar imagens, sons, cheiros e sensações onde estivermos, quando surgirem. Podemos dar um passeio na natureza sentindo plenamente a vida. Quando escutamos música ou mesmo o som do riso, podemos nos abrir por inteiro.

Parar, nos recompor, estar presentes no momento, recordar as experiências: todas essas são maiores e melhores opções do que nos apressar, nos forçar, fazer algo automaticamente ou sem atenção. É paradoxal que, quando aproveitamos esse momento para ficar com nós mesmos e com nossa experiência, damos ao corpo e à mente tempo de se lembrar do que aprendemos com as experiências. Podemos recordar o que ganhamos por tentar forçar algo, o que ganhamos por trabalhar com nós mesmos e com o cérebro, ver que a vida avança no próprio ritmo, assim como a mudança, e que nossa impaciência nos deixa mais lentos. A paciência é um ato de generosidade, um modo de cuidar de nós. Quanto mais a praticamos, mais aprendemos que, além de mais gostosa, ela é a forma mais rápida de avançar.

Pedi que Jacqui refletisse sobre os últimos cinco anos. Ela me escreveu um bilhete sincero e ressaltou que fazer essa retrospectiva foi um "lembrete adorável de como a vida é agora". Ela descreveu uma das maiores mudanças: sair da prisão das dietas ("Para sempre!!!"). Agora ela aprecia a vida, a comida e o autocuidado, algo que nunca achara possível. Consegue comer, saborear e se sentir satisfeita com uma "quantidade educada" de alimentos antes proibidos sem que o monstro do desejo a persiga nem se esconda, acumulando energia até precisar comê-los. Ela explicou assim:

> Posso guardar o bolo e comê-lo. Em vez de ficar na prisão das dietas ou de viver fugindo da comida, apenas exploro todos os efeitos de comer de um jeito franco e generoso. Por exemplo, comer aquilo naquela vez = isso. Ou comer aquela quantidade de x = y. Não levo os efeitos, proveitosos ou não, para o lado pessoal; eles são apenas dados que me ajudam a avançar. Aprendi a confiar em meu corpo, e ele aprendeu a confiar em mim. Depois de anos de briga e desconexão, agora somos amicíssimos. Isso é algo que eu não esperava e um efeito colateral maravilhoso. Também gosto de fazer compras, cozinhar e comer muito mais do que antes! Comer era sempre muito estressante, tanto nas dietas quanto na compulsão. Agora é mais um ato de prazer e autocuidado atento.

Ler a reflexão de Jaqui me traz lágrimas aos olhos. Sua curiosidade e autogenerosidade são contagiosas. Pode ser assim para todos!

A cada mordida podemos aprender e crescer. Quando usamos os princípios de como o nosso cérebro trabalha em conjunto, encontramos um caminho que dá certo individualmente. Quando aprendemos pela experiência, criamos nossa própria sabedoria: estivemos lá, passamos muitas vezes por aquela estrada. Aprendemos a escutar o corpo e a crescer por experiência direta. Tudo isso se acumula para criar em nós uma confiança baseada na sabedoria e inabalável.

Basta abordar um momento, uma mordida de cada vez.

UMA RETROSPECTIVA PARA VIAGEM

Está na hora da retrospectiva final. Essa é a floresta vista do alto, como gostam de dizer no jargão corporativo, na qual você dá uma olhada em quanto avançou. Se achar proveitoso, pegue suas anotações e reflexões do Dia 1. Você não vai comparar um alimento a outro; vai comparar uma abordagem a outra – a antiga e a nova. Nessa prática, fique em silêncio um instante e sinta no corpo a diferença entre comer como no primeiro dia do programa e agora.

Qual é seu nível relativo de energia? E sua atitude para com você mesmo? Encontrou menos julgamento? Mais momentos de calma? Sente-se menos em dívida com os desejos? O que é mais gostoso: ficar preso ao desejo ou explorar como o corpo sente esse desejo? Foi capaz de reconhecer a autocrítica habitual e substituí-la por autocuidado? Se sua mente ficar presa em "Uau, isso é muita informação", "Acho que estou apenas começando", "Ainda não me sinto uma nova pessoa" ou qualquer outro padrão de pensamento, essa é a beleza dos livros. Você pode voltar, reler e repetir qualquer uma ou todas as práticas até virarem um hábito.

Enquanto faz a retrospectiva, é claro que você está encontrando a suprema opção: comer com atenção tem um valor de recompensa mais alto do que perpetuar ciclos de hábitos inúteis. Parabéns! Sua jornada começou. Com curiosidade e generosidade como companheiras constantes, você está a caminho de uma vida inteira de aprendizado contínuo, de uma amizade profunda com você mesmo e de uma relação completamente diferente com a comida. Não tem volta.

Aprecie a viagem.

AGRADECIMENTOS

Em primeiríssimo lugar, faço uma profunda reverência de gratidão a todas as vozes deste livro: Jacqui, Rob, Anne, Tracy, Jack, Mary Beth e outros que deram o mergulho da vulnerabilidade e – plagiando Brené Brown – a transformaram em força: a força de dar voz a esta história de luta. Vocês também mostraram que a luta não precisa ser luta. Ela pode se transformar em dança conforme avançamos pela vida. Obrigado. Obrigado. Obrigado.

Tenho uma dívida eterna com todos os muitos voluntários dos estudos de meu laboratório de pesquisa e os integrantes atuais e anteriores do laboratório que, com o objetivo em comum de tornar o mundo um lugar melhor, formam e formaram uma ótima equipe para realizar nosso trabalho, como Alex(andra) Roy, Véronique Taylor, Bill Nardi, Remko van Lutterveld, Susan Druker, Lia Antico e outros. Além disso, um muito obrigado especial a Ashley Mason (e seu laboratório na Universidade da Califórnia em São Francisco), que fez o primeiro estudo do aplicativo Eat Right Now.

Meus pacientes são uma fonte constante de inspiração e humildade, e me ensinaram mais sobre a prática da psiquiatria e da medicina do que todos os livros. A todos, obrigado!

Um grande agradecimento a minha editora Caroline Sutton, que me desafiou a escrever este livro e me deu um feedback extremamente esclarecedor (além de ajudar o livro a fluir). Também sou grato a Becky Cole e Liz Stein pela revisão e pelas conversas proveitosas.

Gostaria de agradecer a minha mulher, Mahri Leonard-Fleckman, que, além de ser a melhor parceira de vida que consigo imaginar, foi uma caixa de ressonância muito útil em tudo, desde o arcabouço geral até os exemplos e histórias mais adequados para transmitir conceitos. Muita gratidão a Robin Boudette, com quem tive a honra de orientar grupos, ensinar e treinar facilitadores, ter discussões profundas sobre tudo ligado a ajudar os outros a despertar e ter uma vida mais feliz e saudável, e muito mais. Obrigado por sua amizade, sabedoria e generosidade.

Tive a sorte de trabalhar com uma equipe maravilhosa na MindSciences (hoje parte da Sharecare), que tem a missão de tornar o mundo um lugar melhor: Josh Roman, Maria Neizvestnaya e muitos outros que formam essa equipe incrível.

Tenho uma dívida com minha agente, Melissa Flashman, que ajudou muito na conceituação inicial do livro e foi providencial na divulgação.

Várias pessoas, além de serem leitoras voluntárias dos vários rascunhos deste livro, deram feedback e sugestões muito proveitosas, como Jacqui, Rob, Anne, Tracy, Diana Hill, Robin Boudette, Michelle Brandone, Dianne Horgan, Bill Nardi, Shannon McNally e outras que posso, sem querer, ter esquecido de mencionar.

NOTAS

Este conteúdo também pode ser encontrado em:
https://www.sextante.com.br/desconstruindoohabitodafome/notas.pdf

INTRODUÇÃO

14. **40% dos pacientes pararam de comer por simples impulso:** MASON, Ashley E. *et al.*, "Testing a Mobile Mindful Eating Intervention Targeting Craving-Related Eating: Feasibility and Proof of Concept", *Journal of Behavioral Medicine*, 41, nº 2, 2018, p. 160-73; doi: 10.1007/s10865-017-9884-5.

CAPÍTULO 1. COMO SE CHEGA AO TRANSTORNO ALIMENTAR?

22. **A ciência extraordinária da junk food viciante:** MOSS, Michael, "The Extraordinary Science of Addictive Junk Food", *New York Times Magazine*, 20 de fevereiro de 2013, https://www.nytimes.com/2013/02/24/magazine/the-extraordinary-science-of-junk-food.html. Acesso em 25 de novembro de 2023.
22. **Doritos comemora o milionésimo ingrediente:** "Doritos Celebrates One Millionth Ingredient", *The Onion*, 14 de maio de 1996, https://www.theonion.com/doritos-celebrates-one-millionth-ingredient-1819563896. Acesso em 25 de novembro de 2023.

CAPÍTULO 2. A FORMAÇÃO DOS HÁBITOS ALIMENTARES

24. **cancha no Peru e chulpi no Equador:** GARCÍA-LARA, Silverio e SERNA-SALDIVAR, Sergio O., "Corn History and Culture", in SERNA-SALDIVAR, Sergio O., org., *Corn: Chemistry and Technology*, 3ª ed., Duxford, Reino Unido, Woodhead Publishing, 2019, p. 1-18.
24. **cancha no Peru e chulpi no Equador:** MANGELSDORF, Paul C., "The Origin of Corn", *Scientific American*, agosto de 1986, p. 80-87.
27. **a mensagem não se perca:** ZIMMERMAN, Christopher A. e KNIGHT, Zachary A., "Layers of Signals That Regulate Appetite", *Current Opinion in Neurobiology*, 64, 2020, p. 79-88; doi: 10.1016/j.conb.2020.03.007.
31. **diante das emoções fortes:** ARNSTEN, Amy F. T., "Stress Signalling Pathways That Impair Prefrontal Cortex Structure and Function", *Nature Reviews Neuroscience*, 10, nº 6, 2009, p. 410-422; doi: nrn2648[pii]10.1038/nrn2648.
32. **para levar você a um lugar seguro:** ARNSTEN, Amy F. T., "Stress Weakens Prefrontal Networks: Molecular Insults to Higher Cognition", *Nature Neuroscience*, 18, nº 10, 2015, p. 1.376-1.385; doi: 10.1038/nn.4087.
32. **para levar você a um lugar seguro:** ARNSTEN, Amy F. T. *et al.*, "The Effects of Stress Exposure on Prefrontal Cortex: Translating Basic Research into Successful Treatments for Post-Traumatic Stress Disorder", *Neurobiology of Stress*, 1, 2015, p. 89-99; doi: 10.1016/j.ynstr.2014.10.002.
35. **ele está em uma encruzilhada:** KRINGELBACH, M. L. e ROLLS, E. T., "The Functional Neuroanatomy of the Human Orbitofrontal Cortex: Evidence from Neuroimaging and Neuropsychology", *Progress in Neurobiology*, 72, nº 5, 2004, p. 341-372.
36. **mas com uma diferença:** RESCORLA, R. A. e WAGNER, Allan R., "A Theory of Pavlovian Conditioning: Variations in the Effectiveness of Reinforcement and Nonreinforcement", in BLACK, Abraham H., e PROKASY, William Frederick, org., *Classical Conditioning II: Current Research and Theory*, Nova York, Appleton-CenturyCrofts, 1972, p. 64-99.
38. **se explora um território novo ou se fica com algo bom:** COSTA, Vincent D. e AVERBECK, Bruno B.,

"Primate Orbitofrontal Cortex Codes Information Relevant for Managing Explore-Exploit Tradeoffs", *Journal of Neuroscience*, 40, nº 12, 2020, p. 2.553-2,561; doi: 10.1523/JNEUROSCI.2355-19.2020.
38. **aproveitar demais nos deixa presos aos hábitos:** ADDICOTT, M. A. *et al.*, "A Primer on Foraging and the Explore/Exploit Trade-Off for Psychiatry Research", *Neuropsychopharmacology*, 42, nº 10, 2017, p. 1.931-1.939; doi: 10.1038/npp.2017.108.
39. **tem um papel importante no equilíbrio entre buscar e aproveitar:** COSTA, Vincent D. *et al.*, "Dopamine Modulates Novelty Seeking Behavior During Decision Making", *Behavioral Neuroscience*, 128, nº 5, 2014, p. 556-66; doi: 10.103/a0037128.
39. **o contrário nos leva a ficar parados e aproveitar:** BEELER, Jeff A., FRAZIER, Cristianne R. M. e ZHUANG, Xiaoxi, "Putting Desire on a Budget: Dopamine and Energy Expenditure, Reconciling Reward and Resources", *Frontiers in Integrative Neuroscience*, 6, 2012, p. 49; doi: 10.3389/fnint.2012.00049.

CAPÍTULO 3. POR QUE AS DIETAS (E A CONTAGEM DE CALORIAS) NÃO FUNCIONAM

41. **o setor do emagrecimento:** Vicky Allan, "The Fat Controllers", *The Herald* (Escócia), 7 de janeiro de 2006, https://www.heraldscotland.com/default-content/12445279.fat-controllers-battle-new--year-bulge-begins-vicky-allan-weighs-lives-behind-diets/.
41. **programa de emagrecimento da Secretaria de Saúde da cidade:** ALLAN, Vicky, "The Fat Controllers".
43. **Alan Marlatt e Judith Gordon:** CURRY, Susan, MARLATT, G. Alan e GORDON, Judith R., "Abstinence Violation Effect: Validation of an Attributional Construct with Smoking Cessation", *Journal of Consulting and Clinical Psychology*, 55, nº 2, 1987, p. 145-149; doi: 10.1037/0022-006X.55.2.145.
44. **fortalecer o músculo do autocontrole:** RESNICK, Brian, "Why Willpower Is Overrated", *Vox*, 2 de janeiro de 2020, https://www.vox.com/science-and-health/2018/1/15/16863374/willpower--overrated-self-control-psychology. Acesso em 25 de novembro de 2023.
44. **mais um mito do que um músculo mental utilizável:** ENGBER, Daniel, "Everything Is Crumbling", *Slate*, 6 de março de 2016, https://www.slate.com/articles/health-and-science/cover-story/2016/03/ego-depletion-an-influential-theory-in-psychology-may-have-just-been-debunked.html.
44. **mais exaustas ficam:** MILYAVSKAYA, Marina e INZLICHT, Michael, "What's So Great About Self-Control? Examining the Importance of Effortful Self-Control and Temptation in Predicting Real-Life Depletion and Goal Attainment", *Social Psychological and Personality Science*, 8, nº 6, 2017, p. 603-611; doi: 10.1177/1948550616679237.
44. **no decorrer da história humana:** Sandra Aamodt, "Why Dieting Doesn't Usually Work", TED-Global 2013, https://www.ted.com/talks/sandra-aamodt-why-dieting-doesn-t-usually-work/transcript?language=en.
48. **a ambivalência e a certeza ativam redes cerebrais diferentes:** LUTTRELL, Andrew, *et al.*, "Neural Dissociations in Attitude Strength: Distinct Regions of Cingulate Cortex Track Ambivalence and Certainty", *Journal of Experimental Psychology: General*, 145, nº 4, 2016, p. 419-433; doi: 10.1037/xge0000141.
49. **o ACE (Adverse Childhood Experiences, experiências negativas na infância):** WISS, David A. e BREWERTON, Timothy D., "Adverse Childhood Experiences and Adult Obesity: A Systematic Review of Plausible Mechanisms and Meta-Analysis of Cross-Sectional Studies", *Physiology & Behavior*, 223, 2020, p. 112964; doi: 10.1016/j.physbeh.2020.112964.
49. **a anorexia nervosa tem a taxa de mortalidade mais alta:** BIRMINGHAM, C. Laird *et al.*, "The Mortality Rate from Anorexia Nervosa", *International Journal of Eating Disorders*, 38, nº 2, 2005, p. 143-146; doi: 10.1002/eat.20164.
50. **pesa cerca de um bilionésimo trilionésimo de grama:** BIEVER, Celeste, "World's Most Sensitive Scales Weigh a Zeptogram", *New Scientist*, 30 de março de 2005, https://www.newscientist.com/article/dn7208-worlds-most-sensitive-scales-weigh-a-zeptogram/.
50. **aparelhos digitais para monitorar a saúde:** Research2Guidance, *Mobile Health Market Report 2013-2017*, https://research2guidance.com/product/mobile-health-market-report-2013-2017/. Acesso em 25 de novembro de 2023.
50. **Um deles é o chamado viés de conclusão:** GINO, Francesca e STAATS, Bradley, "Your Desire

to Get Things Done Can Undermine Your Effectiveness", *Harvard Business Review*, 22 de março de 2016, https://hbr.org/2016/03/your-desire-to-get-things-done-can-undermine-your-effectiveness. Acesso em 25 de novembro de 2023.

51. **colapsar ao ser pressionada com o propósito de controlá-la:** GOODHART, Charles, "Problems of Monetary Management: The U.K. Experience", *Papers in Monetary Economics*, 1, 1975.
51. **que ficou obcecado pela contagem de passos:** TAPPER, James, "A Step Too Far? How Fitness Trackers Can Take Over Our Lives", *The Guardian*, 10 de novembro de 2019, https://www.theguardian.com/lifeandstyle/2019/nov/10/counting-steps-fitness-trackers-take-over-our-lives-quantified-self. Acesso em 25 de novembro de 2023.

CAPÍTULO 4. DIA 1: SEJA BEM-VINDO AO DESAFIO DOS 21 DIAS

58. **abandonar um hábito inútil ou formar um hábito proveitoso:** Judson Brewer, *Unwinding Anxiety: New Science Shows How to Break the Cycles of Worry and Fear to Heal Your Mind*, Nova York, Avery, 2021; *Desconstruindo a ansiedade*, Rio de Janeiro, Sextante, 2021.

CAPÍTULO 8. DIA 5: DIFERENCIE FOME DE OUTROS IMPULSOS

75. **Food Cravings Questionnaires (FCQs):** MEULE, Adrian, "Twenty Years of the Food Cravings Questionnaires: A Comprehensive Review", *Current Addiction Reports*, 7, nº 21, 2020, p. 30-43; doi: 10.1007/s40429-020-00294-z.
76. **área central envolvida no sistema de recompensa do cérebro:** HEINZ, Andreas et al., "Identifying the Neural Circuitry of Alcohol Craving and Relapse Vulnerability", *Addiction Biology*, 14, nº 1, 2009, p. 108-118; doi: 10.1111/j.1369-1600.2008.00136.x.
76. **diferença entre gostar e querer:** Kent C. Berridge, "'Liking' and 'Wanting' Food Rewards: Brain Substrates and Roles in Eating Disorders", *Physiology & Behavior*, 97, nº 5, 2009, p. 537-550; doi: 1016/j.physbeh.2009.02.044.
77. **esses neurotransmissores não aparecem nos exames para constatar o uso de maconha:** RAICHLEN, David A. et al., "Wired to Run: Exercise-Induced Endocannabinoid Signaling in Humans and Cursorial Mammals with Implications for the 'Runner's High,'" *Journal of Experimental Biology*, 215, nº 8, 2012, p. 1.331-1.336; doi: 10.1242/jeb.063677.
79. **carboidratos complexos para prevenir diabetes, doenças cardíacas e derrames:** McGOVERN, George et al., *Dietary Goals for the United States*, 2ª ed., Report of the Select Committee on Nutrition and Human Needs, Senado dos Estados Unidos, dezembro de 1977, https://naldc.nal.usda.gov/download/1759572/PDF.
79. **alto teor de açúcar:** NGUYEN, P. K., LIN, S. e HEIDENREICH, P., "A Systematic Comparison of Sugar Content in Low-Fat vs Regular Versions of Food", *Nutrition & Diabetes*, 6, nº 1, 2016, p. e193; doi: 10.1038/nutd.2015.43.
80. **fome hedônica:** ESPEL-HUYNH, H. M., MURATORE, A. F. e LOWE, M. R., "A Narrative Review of the Construct of Hedonic Hunger and Its Measurement by the Power of Food Scale", *Obesity Science and Practice*, 4, nº 3, 2018, p. 238-249; doi: 10.1002/osp4.161.
80. **fome hedônica:** LOWE, Michael R. et al., "Hedonic Hunger Prospectively Predicts Onset and Maintenance of Loss of Control Eating Among College Women", *Health Psychology*, 35, nº 3, 2016, p. 238-244; doi: 10.1037/hea0000291.
80. **fome hedônica:** LOWE, Michael R. e BUTRYN, Meghan L., "Hedonic Hunger: A New Dimension of Appetite?" *Physiology & Behavior*, 91, nº 4, 2007, p. 432-439; doi: 10.1016/j.physbeh.2007.04.006.

PARTE 2. INTERROMPA OS CICLOS DE HÁBITOS PRESTANDO ATENÇÃO: DIAS 6 A 16

85. **ainda é o padrão atual:** Agency for Healthcare Research and Quality, "Five Major Steps to Intervention. (The '5 A's')", https://www.ahrq.gov/prevention/guidelines/tobacco/5steps.html. Acesso em 25 de novembro de 2023.
86. **cinco vezes mais eficaz:** BREWER, Judson A. et al., "Mindfulness Training for Smoking Cessation: Results from a Randomized Controlled Trial", *Drug and Alcohol Dependence*, 119, nº 1-2, 2011, p. 72-80; doi: 10.1016/j.drugalcdep.2011.05.027.

CAPÍTULO 9. DIA 6: O PODER DA ATENÇÃO

89. **fazer conexões empáticas com os outros:** BREWER, Judson A., *The Craving Mind: From Cigarettes to Smartphones to Love – Why We Get Hooked and How We Can Break Bad Habits*, New Haven e Londres, Yale University Press, 2017.
89. **fazer conexões empáticas com os outros:** BREWER, Judson A., "Feeling Is Believing: The Convergence of Buddhist Theory and Modern Scientific Evidence Supporting How Self Is Formed and Perpetuated Through Feeling Tone (*Vedanā*)", *Contemporary Buddhism*, 19, nº 1, 2018, p. 1-14; doi: 10.1080/14639947.2018.1443553.

CAPÍTULO 10. DIA 7: O COMER ATENTO

95. **escutar a sabedoria do corpo:** "10 Principles of Intuitive Eating", http://intuitiveeating.org/10-principles-of-intuitive-eating/. Acesso em 25 de novembro de 2023.
98. **para avaliar a atenção:** FRAMSON, Celia *et al.*, "Development and Validation of the Mindful Eating Questionnaire", *Journal of the American Dietetic Association*, 109, nº 8, 2009, p. 1.439-1.444; doi: 10.1016/j.jada.2009.05.006.

CAPÍTULO 11. DIA 8: RECONEXÃO COM O CORPO

105. **hiperativa em pessoas com transtornos de ansiedade:** GRAY, Richard, "'Island of the Brain' Explains How Physical States Affect Anxiety", *Horizon: The EU Research and Innovation Magazine*, 2 de agosto de 2018, https://ec.europa.eu/research-andinnovation/en/horizon-magazine/island-brain-explains-how-physical-states-affect-anxiety.

CAPÍTULO 12. DIA 9: O PLATÔ DO PRAZER

113. **Gostar é muito diferente de querer:** BERRIDGE, Kent C., "Wanting and Liking: Observations from the Neuroscience and Psychology Laboratory", *Inquiry*, 52, nº 4, 2009, p. 378-398; doi: 10.1080/00201740903087359.
116. **tempo para processar o que e quanto você comeu:** ZELMAN, Kathleen M., "Slow Down, You Eat Too Fast", WebMD, https://www.webmd.com/diet/obesity/features/slow-down-you-eat-too-fast. Acesso em 25 de novembro de 2023.
116. **tempo para processar o que e quanto você comeu:** STEEN, Juliette, "We Found Out If It Really Takes 20 Minutes to Feel Full", *HuffPost*, 9 de novembro de 2016, https://www.huffpost.com/entry/we-found-out-if-it-really-takes-20-minutes-to-feel-full–n–61087613e4b0999d2084fcaf.

CAPÍTULO 13. DIA 10: A FERRAMENTA DO DESEJO (PARTE 1)

117. **"Overeating and Mindfulness in Ancient India":** ANĀLAYO, Bhikkhu, "Overeating and Mindfulness in Ancient India", *Mindfulness*, 9, nº 5, 2018, p. 1.648-1.654; doi: 10.1007/s12671-018-1009-x.
118. **até que ponto se estende a gratificação no mundo:** BODHI, Bhikkhu, *In the Buddha's Words: An Anthology of Discourses from the Pāli Canon*, Wisdom Publications, 2005, p. 192-193.
124. **elas passavam pelo programa Eat Right Now:** TAYLOR, Véronique A. *et al.*, "Awareness Drives Changes in Reward Value Which Predict Eating Behavior Change: Probing Reinforcement Learning Using Experience Sampling from Mobile Mindfulness Training for Maladaptive Eating", *Journal of Behavioral Addictions*, 10, nº 3, 2021, p. 482-497; doi: 10.1556/2006.2021.00020.

CAPÍTULO 16. DIA 13: A FERRAMENTA DO DESEJO (PARTE 2)

140. **que a expressão *atenção plena* seja uma tradução moderna:** https://encyclopediaofbuddhism.org/wiki/Sm%E1%B9%9Bti. Acesso em 25 de novembro de 2023.

CAPÍTULO 19. DIA 16: ADEUS A SEU COMITÊ

163. **condições de iluminação afetavam a produção dos funcionários:** "Hawthorne Effect (Observer Effect): Definition and History", Statistics How To, https://www.statisticshowto.com/experimental-design/hawthorne-effect/. Acesso em 25 de novembro de 2023.

PARTE 3. ESCOLHA A MAIOR E MELHOR OPÇÃO: DIAS 17 A 21

168. **o tipo D e o tipo I:** LITMAN, Jordan A. e SILVIA, Paul J., "The Latent Structure of Trait Curiosity: Evidence for Interest and Deprivation Curiosity Dimensions", *Journal of Personality Assessment*, 86, nº 3, 2006, p. 318-328; doi: 10.1207/s15327752jpa8603-07.
168. **um gole d'água quando estão com sede:** BLANCHARD, Tommy C., HAYDEN, Benjamin Y. e BROMBERG-MARTIN, Ethan S., "Orbitofrontal Cortex Uses Distinct Codes for Different Choice Attributes in Decisions Motivated By Curiosity", *Neuron*, 85, nº 3, 2015, p. 602-614; doi: 10.1016/j.neuron.2014.12.050.

CAPÍTULO 20. DIA 17: LIBERDADE DE ESCOLHA NÃO FORÇADA

175. **capacidade das pessoas de se engajar em escolhas atentas:** BECCIA, Ariel L. *et al.*, "Women's Experiences with a Mindful Eating Program for Binge and Emotional Eating: A Qualitative Investigation into the Process of Change." *Journal of Alternative and Complementary Medicine*, 26, nº 10, 2020, p. 937-944; doi: 10.1089/acm.2019.318.

CAPÍTULO 21. DIA 18: A RELAÇÃO ENTRE COMIDA E HUMOR

179. **A psiquiatria nutricional:** Eva Selhub, "Nutritional Psychiatry: Your Brain on Food", Harvard Health Blog, 18 de setembro de 2022.
179. **índice glicêmico mais alto aumentava o risco de depressão:** HAGHIGHATDOOST, Fahimeh *et al.*, "Glycemic Index, Glycemic Load, and Common Psychological Disorders", *American Journal of Clinical Nutrition*, 103, nº 1, 2015, p. 201-209; doi:10.3945/ajcn.114.105445.
179. **aumentam a hiperatividade em crianças:** McCANN, Donna *et al.*, "Food Additives and Hyperactive Behaviour in 3-Year-Old and 8/9-Year-Old Children in the Community: A Randomised, Double-Blinded, Placebo-Controlled Trial", *The Lancet*, 370, nº 9.598, 2007, p. 1.560-1.567; doi: 10.1016/S0140-6736(07)61306-3.
179. **talvez afetem os transtornos do humor:** ROSENBLAT, Joshua D. *et al.*, "Inflamed Moods: A Review of the Interactions Between Inflammation and Mood Disorders", *Progress in Neuro-Psychopharmacology & Biological Psychiatry*, 53, 2014, p. 23-34; doi: 10.1016/j.pnpbp.2014.01.013.

CAPÍTULO 22 DIA 19: GENEROSIDADE

185. **depois de olhar as fotos:** MILLGRAM, Yael *et al.*, "Sad as a Matter of Choice? Emotion-Regulation Goals in Depression", *Psychological Science*, 26, nº 8, 2015, p. 1.216-1.228; doi: 10.1177/0956797615583295.
189. **veja como seu cérebro fica com a generosidade:** GARRISON, Kathleen A. *et al.*, "BOLD Signal and Functional Connectivity Associated with Loving Kindness Meditation", *Brain and Behavior*, 4, nº 3, 2014, p. 337-347; doi: 10.1002/brb3.219.
189. **a generosidade, principalmente com nós mesmos, pode ser assustadora:** GILBERT, Paul *et al.*, "Fears of Compassion: Development of Three Self-Report Measures", *Psychology and Psychotherapy: Theory, Research and Practice*, 84, nº 3, 2011, p. 239-255; doi: 10.1348/147608310X526511.
190. **Eis como descrevemos nossas decobertas:** BECCIA, A.L., et al. "Women's Experiences with a Mindful Eating Program for Binge and Emotional Eating: A Qualitative Investigation into the Process of Change", *The Journal of Alternative and Complementary Medicine*, 26, nº 10, 2020, p. 937-944.

CAPÍTULO 23. A QUESTÃO DOS TRAUMAS

198. **antes da invenção do papel:** BREWER, Judson A., ELWAFI, Hani M. e DAVIS, Jake H., "Craving to Quit: Psychological Models and Neurobiological Mechanisms of Mindfulness Training as Treatment for Addictions", *Psychology of Addictive Behaviors*, 27, nº 2, 2013, p. 366-379; doi: 10.1037/a0028490.
200. **50% do tempo da vida em vigília:** KILLINGSWORTH, Matthew A. e GILBERT, Daniel T., "A Wandering Mind Is an Unhappy Mind", *Science*, 330, nº 6.006, 2010, p. 932; doi: 10.1126/science.1192439.

CONHEÇA ALGUNS DESTAQUES DE NOSSO CATÁLOGO

- Augusto Cury: Você é insubstituível (2,8 milhões de livros vendidos), Nunca desista de seus sonhos (2,7 milhões de livros vendidos) e O médico da emoção
- Dale Carnegie: Como fazer amigos e influenciar pessoas (16 milhões de livros vendidos) e Como evitar preocupações e começar a viver
- Brené Brown: A coragem de ser imperfeito – Como aceitar a própria vulnerabilidade e vencer a vergonha (600 mil livros vendidos)
- T. Harv Eker: Os segredos da mente milionária (2 milhões de livros vendidos)
- Gustavo Cerbasi: Casais inteligentes enriquecem juntos (1,2 milhão de livros vendidos) e Como organizar sua vida financeira
- Greg McKeown: Essencialismo – A disciplinada busca por menos (400 mil livros vendidos) e Sem esforço – Torne mais fácil o que é mais importante
- Haemin Sunim: As coisas que você só vê quando desacelera (450 mil livros vendidos) e Amor pelas coisas imperfeitas
- Ana Claudia Quintana Arantes: A morte é um dia que vale a pena viver (400 mil livros vendidos) e Pra vida toda valer a pena viver
- Ichiro Kishimi e Fumitake Koga: A coragem de não agradar – Como se libertar da opinião dos outros (200 mil livros vendidos)
- Simon Sinek: Comece pelo porquê (200 mil livros vendidos) e O jogo infinito
- Robert B. Cialdini: As armas da persuasão (350 mil livros vendidos)
- Eckhart Tolle: O poder do agora (1,2 milhão de livros vendidos)
- Edith Eva Eger: A bailarina de Auschwitz (600 mil livros vendidos)
- Cristina Núñez Pereira e Rafael R. Valcárcel: Emocionário – Um guia lúdico para lidar com as emoções (800 mil livros vendidos)
- Nizan Guanaes e Arthur Guerra: Você aguenta ser feliz? – Como cuidar da saúde mental e física para ter qualidade de vida
- Suhas Kshirsagar: Mude seus horários, mude sua vida – Como usar o relógio biológico para perder peso, reduzir o estresse e ter mais saúde e energia

sextante.com.br